Morbus Parkinson –
neue Möglichkeiten mit Lisurid

Morbus Parkinson –
neue Möglichkeiten mit Lisurid

Herausgegeben von
P.-A. Fischer und B. Frieling

Walter de Gruyter
Berlin · New York 1989

Herausgeber

Prof. Dr. Peter-Alexander Fischer
Abteilung für Neurologie
Zentrum der Neurologie und Neurochirurgie
Klinikum der Universität Frankfurt/Main
Schleusenweg 2–16
6000 Frankfurt/Main 71

Dr. Bernard Frieling
Schering Aktiengesellschaft
Pharma Deutschland Medizin
Postfach 65 03 11
1000 Berlin 65

Wichtiger Hinweis

Medizin als Wissenschaft ist ständig im Fluß. Forschung und klinische Erfahrung erweitern unsere Kenntnisse, insbesondere was Behandlung und medikamentöse Therapie anbelangt. Soweit in diesem Werk eine Dosierung oder eine Applikation erwähnt wird, darf der Leser zwar darauf vertrauen, daß Autoren, Herausgeber und Verlag größte Mühe darauf verwandt haben, daß diese Angabe genau dem Wissensstand bei Fertigstellung des Werkes entspricht. Dennoch ist jeder Benutzer aufgefordert, die Beipackzettel der verwendeten Präparate zu prüfen, um in eigener Verantwortung festzustellen, ob die dort gegebene Empfehlung für Dosierungen oder die Beachtung von Kontraindikationen gegenüber der Angabe in diesem Buch abweicht. Eine solche Prüfung ist besonders wichtig bei selten verwendeten Präparaten oder solchen, die neu auf den Markt gebracht worden sind.

CIP-Titelaufnahme der Deutschen Bibliothek

Morbus Parkinson – neue Möglichkeiten mit Lisurid / hrsg. von P.-A. Fischer u. B. Frieling. – Berlin ; New York : de Gruyter, 1988
ISBN 3-11-011808-4
NE: Fischer, Peter-Alexander [Hrsg.]

Satz: Arthur Collignon GmbH, Berlin. – Druck: Gerike GmbH, Berlin. – Bindearbeiten: Dieter Mikolai, Berlin. – Umschlagentwurf: Rudolf Hübler, Berlin.

Vorwort

Bei Krankheiten, die durch ein Neurotransmitterdefizit gekennzeichnet sind, sollte man primär eine Substitutionstherapie versuchen. Beim Morbus Parkinson ist dies mit der Einführung von L-Dopa, der Vorstufe des Neurotransmitters Dopamin, auf beispielhafte Weise möglich geworden. Mit L-Dopa gelingt es, Beweglichkeit und Lebensdauer der Parkinson-Patienten entscheidend zu verbessern, und daher bildet es heute die Basis der Parkinsontherapie.

Leider kommt es bei langzeitiger Medikation mit L-Dopa sehr oft zu einer Überempfindlichkeit mit verschiedenen Nebenwirkungen. Es entwickeln sich Leistungsschwankungen (Fluktuationen der Beweglichkeit) und Hyperkinesen, die für die Patienten sehr belastend sind. Diese Komplikationen einer langdauernden L-Dopa-Gabe sind heute das Hauptproblem in der Parkinsontherapie. Zwar wird durch L-Dopa der physiologische Bewegungsstoff substituiert, das Problem ist jedoch seine ökonomische Verwendung. Eine zu hohe Dosierung stellt nämlich über negative Feed-back-Mechanismen die körpereigene Dopasynthese ruhig. Solche Störungen in der Feed-back-Regulation der dopaminergen Synapse scheinen eine wichtige Ursache für die Entwicklung von Fluktuationen und Dyskinesien zu sein.

Um diese Probleme zu überwinden, wurden in den letzten Jahren verschieden Adjuvantien entwickelt. Mit den Dopamin-Agonisten wurde es erstmals möglich, die Rezeptoren direkt zu stimulieren und damit die L-Dopa-Wirkung zumindest teilweise zu ersetzen. Mit den Hemmstoffen der Monoaminooxidase B kann intraneuronal der Abbau des Dopamins vermindert und damit ebenfalls eine ökonomischere L-Dopa-Verwertung erreicht werden.

Mit Lisurid wird jetzt ein weiterer Dopaminagonist in die Therapie eingeführt, der – wie dieses Symposium zeigt – interessante neue Möglichkeiten in der Parkinsontherapie eröffnet. Bei fortgeschrittenem Morbus Parkinson ergeben sich, auch nach unseren eigenen Erfahrungen, durch die bessere Verträglichkeit, vor allem hinsichtlich der orthostatischen Hypotension, wichtige therapeutische Alternativen. Besonderes Interesse verdienen in schweren Fällen natürlich auch die verschiedenen Möglichkeiten der parenteralen Anwendung.

Die grundsätzliche Strategie der Parkinson-Therapie muß als erstes Ziel haben, eine ausreichende Substitution von L-Dopa sicherzustellen. Als zweites muß die intraneuronale Verwertung des angebotenen Prekursors mit Hilfe von Dopaminagonisten verbessert werden.

Vor diesem Hintergrund verdient eine Erkenntnis dieses Symposiums besondere Beachtung. Lisurid ist der erste Dopaminagonist, für den in einer randomisierten Langzeitstudie gezeigt wurde, daß bei frühzeitiger Kombination mit L-Dopa das Auftreten von Komplikationen (Fluktuationen, Off-Phasen, Dyskinesien) gegenüber einer L-Dopa-Monotherapie deutlich und hoch signifikant vermindert ist. Lisurid stabilisiert die Feed-back-Mechanismen der dopaminergen Synapse und erlaubt bei vergleichbarer therapeutischer Besserung mit einer niedrigeren L-Dopa-Dosis auszukommen.

Dieser Band faßt die Referate des am 9. 4. 1988 in Berlin durchgeführten Symposiums zusammen und gibt dem Leser einen guten Überblick über aktuelle Probleme der Parkinson-Forschung im allgemeinen und die wesentlichen Eigenschaften und Möglichkeiten von Lisurid im besonderen.

Wien, im Juli 1988 *W. Birkmayer*

Verzeichnis der erstgenannten Autoren

Dr. H. Baas
Klinikum d. Univ. Frankfurt/M.
Abt. f. Neurologie
Zentrum d. Neurologie
u. Neurochirurgie
Schleusenweg 2–16
D-6000 Frankfurt/Main 71

Prof. Dr. P.-A. Fischer
Klinikum d. Univ. Frankfurt/M.
Abt. f. Neurologie
Zentrum d. Neurologie
u. Neurochirurgie
Schleusenweg 2–16
D-6000 Frankfurt/Main 71

Dr. B. Frieling
Schering Aktiengesellschaft
Postfach 65 03 11
D-1000 Berlin 65

Dr. R. Horowski
Schering Aktiengesellschaft
Postfach 65 03 11
D-1000 Berlin 65

Prof. Dr. H. Przuntek
Neurolog. Univ.-Klinik
im St. Josef-Hospital
Gudrunstraße 56
D-4630 Bochum

Prof. Dr. P. Riederer
Psychiatr. Univ.- und Poliklinik
Füchsleinstraße 15
D-8700 Würzburg

Prof. Dr. U. K. Rinne
University of Turku
Dept. of Neurology
SF-20 520 Turku 52

Dr. I. Suchy
Schering Aktiengesellschaft
Postfach 65 03 11
D-1000 Berlin 65

Dr. G. Ulm
Paracelsus Elena-Klinik
Klinikstraße 16
D-3500 Kassel

Dr. H. Wachtel
Schering Aktiengesellschaft
Postfach 65 03 11
D-1000 Berlin 65

Inhalt

Parkinson heute – Diagnose und Therapie

P.-A. Fischer

Dem Erfahrungsaustausch über die Therapiemöglichkeiten mit dem neuen Dopamin-Agonisten Lisurid soll eine Skizzierung des derzeitigen Stands der Parkinsonproblematik in Diagnose und Therapie vorangestellt werden. Erst vor diesem Hintergrund können die Berechtigung zur Einführung eines neuen Medikaments und sein Indikationsfeld abgegrenzt werden.

Die Parkinson-Krankheit gehört zu den gegenwärtig mit am intensivsten beforschten Krankheitsbildern, da dem Leiden in vielfacher Hinsicht Modellcharakter zukommt. Die Parkinson-Krankheit ist eine chronisch-progredient verlaufende Alterskrankheit mit allen Problemen, die mit den Kennzeichnungen „chronisch-progredient" und „Alterskrankheit" verbunden sind. Die Häufigkeit der Erkrankung steigt in den höheren Altersgruppen stark an, so daß mit zunehmender Überalterung der Bevölkerung in Zukunft mit einem Anstieg der Krankheitsfälle zu rechnen ist.

Die Parkinson-Krankheit wird in die Gruppe der degenerativen Systemerkrankungen eingeordnet. Die klinischen Symptome dieser Erkrankungen beruhen auf langsam progredienten, systemgebundenen morphologischen Veränderungen im Nervensystem, die sich in den betroffenen Strukturen nach einer meist längeren Periode normaler Funktion aus bisher unbekannten Gründen entwickeln. Es ist von hohem wissenschaftlichen Interesse, daß diesen idiopathischen Parkinson-Syndromen eine Reihe von symptomatischen oder sekundären Parkinson-Syndromen gegenüberstehen, bei denen bekannte Noxen klinisch gleichartige Symptomenkomplexe hervorrufen. Besondere Beachtung fanden Vergiftungsfälle mit MPTP (1-methyl-4-phenyl-1,2,3,6-tetrahydropyridin). Die Substanz führt beim Menschen und bei nicht-menschlichen Primaten zu einer selektiven Nigrazellschädigung und in deren Gefolge zu einem Parkinson-Syndrom mit allen Kardinalsymptomen. Es wird derzeit untersucht, ob andere und auf ähnlichem Wege neurotoxisch wirkende Substanzen ein Parkinson-Syndrom erzeugen können und Modellcharakter für degenerative Systemerkrankungen haben [8, 11].

Beim Parkinson-Syndrom fügten sich verschiedene Ergebnisse der medizinischen Grundlagenforschung wie ein Mosaik zusammen und gewährten wichtige Einblicke in den Pathomechanismus der Erkrankung. Aus diesen Erkenntnissen, von denen besonders die Bedeutung des striären Dopaminmangels und die Balancestörungen zwischen verschiedenen Neurotransmittern zu nennen sind, sind die modernen medikamentösen Behandlungsverfahren erwachsen. Bisher gibt es keine Therapie, die das Fortschreiten der Erkrankung aufhält oder sogar zum Stillstand bringt. Die Parkinson-Krankheit ist damit auch ein Modell für eine behandelbare, aber nicht heilbare zerebrale Erkrankung mit speziellen Problemen während der notwendigen Dauertherapie.

In psychosozialer Hinsicht stellt die Parkinson-Krankheit ein Modell für eine morbogene Kommunikationsstörung dar, bei der Antriebsverlust, Verlangsamung, veränderte Ausdrucks- und Willkürmotorik Rückzug und Isolierung der Patienten bewirken oder begünstigen.

Mit der Diagnose Parkinson-Syndrom wird in der Regel das charakteristische Vollbild der Erkrankung assoziiert, dessen Feststellung keine Schwierigkeiten bereitet. Die durch Akinese, Rigidität, Tremor und Bradyphrenie gekennzeichnete Symptomatik erwächst in einem chronisch-progredienten Verlauf aus geringen und oft auch uncharakteristischen Initialsymptomen. Es besteht Übereinstimmung, daß deutlich über 50% der Nigrazellen zugrunde gegangen sein müssen, ehe es zur Entwicklung klinischer Symptome kommt. Ob in der sogenannten stillen Phase des Parkinson-Syndroms, in der der degenerative Nigraprozeß bereits voranschreitet, ohne jedoch schon zu motorischen Ausfällen zu führen, wirklich Symptomfreiheit besteht oder aber andere, nicht-motorische Störungen gehäuft auftreten, ist noch nicht abschließend geklärt.

Eine halbseitige Manifestation der Parkinsonsymptome ist in 2/3 bis 3/4 der Fälle zu beobachten, wobei zunächst entweder hypokinetisch-rigide Symptome oder aber der Tremor im Vordergrund stehen können. Bei halbseitigem Beginn bleibt die Seitenbetonung meist sehr lange erhalten und auch noch nach Erreichen eines ausgeprägten Krankheitszustandes als Akzentuierung bestehen. In verschiedenen Studien konnte gezeigt werden, daß bei halbseitiger Parkinsonsymptomatik eine unterschiedliche Korrelation mit neuropsychologischen Störungen in Abhängigkeit vom Betroffensein der rechten oder linken Seite bestehen. Im Gruppenvergleich waren rechtsbetonte Hemiparkinsonfälle depressiver als das übrige Kollektiv, während Patienten mit einem linksbetonten Parkinson-Syndrom stärkere visuell-räumliche Leistungsstörungen aufwiesen. Die Ursache dieser Befunde ist noch unklar. Sie weisen jedoch darauf hin, daß topische Differenzen in dem zugrundeliegenden Nigraprozeß zu unterschiedlichen neuropsychologischen Begleitsymptomen führen können [7].

Wegen der unterschiedlichen Ausprägung der motorischen Symptome hat sich eine Differenzierung der Parkinson-Syndrome in einen tremordominanten Verlaufstyp, einen hypokinetisch-rigiden Verlaufstyp und einen Äquivalenztyp durchgesetzt. In Langzeituntersuchungen haben sich Fälle mit Tremordominanz als prognostisch günstiger als die akinetisch-rigiden Verlaufsformen erwiesen. Diese

Differenzen sind bei der Bewertung und beim Vergleich von Therapieverfahren zu beachten, da z. B. die günstigere tremordominante Verlaufsform die Zielgruppe für die stereotaktischen Operationen darstellt [13].

Die Progression des Basisprozesses in der Substantia nigra beim Parkinson-Syndrom ist ausschließlich am Fortschreiten der klinischen Symptomatik abzulesen. Klinisch-chemische Indikatoren für die Nigraerkrankung sind nicht bekannt. Mit den bildgebenden Verfahren Computertomographie und Kernspintomographie sind Ausmaß und Fortschreiten der Nigraveränderungen bisher nicht direkt faßbar. Untersuchungen mit der Positronenemissionstomographie ergaben bei Parkinson-Kranken eine reduzierte Anreicherung von 18F-Fluorodopa im Striatum, ohne jedoch zwischen Verlust dopaminerger Neurone und funktionellen Abweichungen sicher unterscheiden zu können. Die mit 11C-Nomifensin gemessene Dichte dopaminerger Rezeptoren war im Putamen und etwas geringer auch im Caudatum signifikant erniedrigt [9]. Mit der PET kann ein striärer Dopaminmangel nachgewiesen werden, bevor klinische Symptome auftreten. Einzelfälle mit vermindertem striären Dopamingehalt nach blanden MPTP-Vergiftungen ohne klinische Parkinsonsymptomatik, befinden sich in Verlaufsbeobachtungen. Möglicherweise werden diese Fälle neue Erkenntnisse bezüglich des Übergangs von der sog. stillen Phase der Parkinson-Krankheit in eine klinisch diagnostizierbare Störung erbringen.

Kompensationsmechanismen spielen beim Parkinson-Syndrom eine erhebliche Rolle. Wahrscheinlich müssen 70 bis 80% der Nigrazellen zugrunde gegangen sein, ehe es zur Entwicklung klinischer Symptome kommt. Über die Dauer des präklinischen Gewebsprozesses besteht ebenso Unklarheit wie über die Frage, ob das Auftreten klinischer Symptome nur vom Überschreiten einer kritischen Schwelle des Gewebsuntergangs, oder aber auch vom Funktionieren oder Versagen kompensierender Mechanismen abhängig ist. Über diese Kompensationsmechanismen ist nur wenig bekannt. Neben intraneuronalen Rückkoppelungsvorgängen in den dopaminergen Neuronen spielen vielfältige Wechselwirkungen zwischen den verschiedenen zerebralen Neurotransmittern für Reduzierung oder Akzentuierung von Krankheitssymptomen eine Rolle. Akute Verschlechterungen in der Parkinsonsymptomatik in Zusammenhang mit körperlichen oder psychischen Streßsituationen, wie operativen Eingriffen oder Verlust sehr naher Bezugspersonen, können mehrheitlich durch eine Beeinträchtigung von Kompensationsmechanismen erklärt werden.

Neue diagnostische Fragen sind aus Beobachtungen während der heute üblichen Langzeittherapie von Parkinson-Kranken erwachsen. Mehrjährige Verlaufsbeobachtungen haben bei allen Behandlungsverfahren ein Nachlassen von deren Effektivität und ein Fortschreiten der Krankheitssymptome ergeben. Diese Zusammenhänge wurden während der L-Dopa-Langzeittherapie am besten untersucht. Es zeigte sich, daß die Schwere der Parkinsonsymptomatik vor Behandlungsbeginn keine Vorhersage über das wahrscheinliche Behandlungsergebnis erlaubt. Dagegen sind die Schnelligkeit der Symptomentwicklung und das Ansprechen während der Einstellungsphase ein guter Indikator für das spätere Therapieresultat. Neben diesen Hinweisen für die Aktivität des Basisprozesses in der Nigra sind Symptome additiver Hirnkrankheiten oder einer multisystemischen Prozeßausweitung prognostisch ungünstige Zeichen. Bei Parkinson-Patienten ist der Nachweis von Symptomen, die nicht zum Parkinson-Syndrom gehören, wie Pyramidenbahnzeichen, Blickparesen und dementive Veränderungen von prognostischer Bedeutung. In der Zusatzdiagnostik sind Frequenzverlangsamungen und Herdstörungen im EEG und schwere Hirnatrophien oder vaskuläre Enzephalopathien in der Computertomographie mit negativen Verlaufsmodifikationen verbunden. Wir bezeichnen das Nebeneinander von Parkinsonsymptomen und Symptomen einer zerebralen Zweitkrankheit als Parkinson plus (Abb. 1), um hiermit die geänderte prognostische Situation zu kennzeichnen [4]. Parkinson plus geht von Fällen mit primärer Parkinsonsymptomatik aus und hat vor allem die immer wichtiger werdenden Kombinationen von Parkinsonerkrankungen mit vaskulären Enzephalopathien oder neuronal-degenerativen Abbauprozessen im Blick. Die Definition

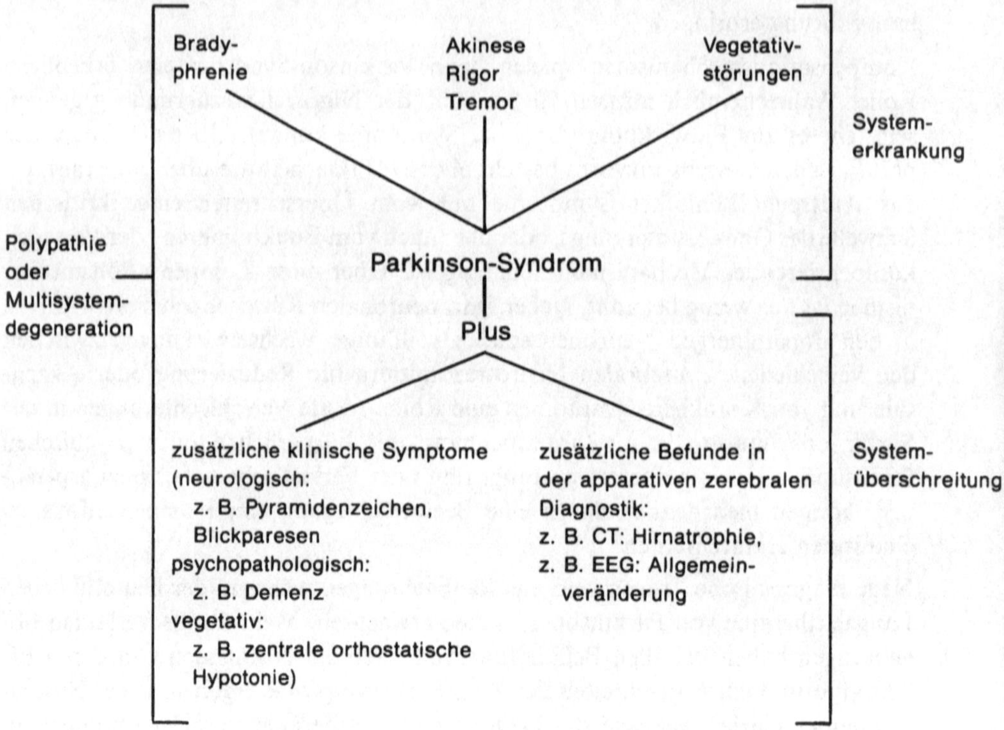

Abb.1 Symptomkombinationen beim Parkinson-Syndrom und Parkinson plus.

schließt aber auch Fälle von Multisystemdegenerationen ein, die sich aus einer initialen Parkinsonsymptomatik entwickeln. Nicht gemeint sind mit Parkinson plus dagegen heterogene Systemerkrankungen, in deren Langzeitverlauf es auch einmal zu einer zusätzlichen Parkinsonsymptomatik kommen kann [7]. Von zunehmender Bedeutung ist die Abgrenzung extrapyramidaler Begleitsymptome chronischer vaskulärer Enzephalopathien von der Parkinson-Krankheit. Die Differenzierung zwischen Parkinson-Syndromen und vaskulären oder neuronal-degenerativen zerebralen Erkrankungen mit extrapyramidaler Teilsymptomatik ist wichtig im Hinblick auf die Therapie. Eine Reihe von Primärversagern einer Antiparkinson-Behandlung findet in einer ungenügenden Differentialdiagnose dieser Krankheitszustände ihre Erklärung.

In der Parkinsontherapie ist zwischen medikamentösen Behandlungsverfahren, chirurgischer Therapie und unterstützenden Maßnahmen wie Krankengymnastik, Sprach- und Gruppentherapie zu unterscheiden. Jahrelang standen stereotaktische Behandlungsverfahren im Mittelpunkt der Parkinsontherapie. Nach Einführung der L-Dopa-Behandlung ist die Bedeutung dieser Eingriffe ständig zurückgegangen und konzentriert sich heute auf tremordominante Fälle, die auf eine medikamentöse Behandlung nicht ansprechen. In den letzten Jahren wird die chirurgische Therapie im Zusammenhang mit Gewebstransplantationen bei Parkinson-Patienten wieder mehr diskutiert. Ausgangspunkt für die Operationen waren Untersuchungen skandinavischer Arbeitsgruppen, die bei Ratten die Transplantation embryonalen Hirngewebes in erwachsene Empfängergehirne durchführten und ein Einwachsen des Transplantats sowie die Ausbildung von Faserverbindungen zwischen Transplantat und Empfängergewebe feststellten. Entsprechende Untersuchungen wurden auch im nigrostriatalen System durchgeführt und bewirkten die Kompensation experimentell erzeugter Parkinsonsymptome. Aufgrund dieser positiven Ergebnisse im Tierexperiment wurden 1985 erstmals Transplantationen von dopaminproduzierenden Nebennierenmarkzellen in das Gehirn von Parkinson-Kranken vorgenommen [2]. Die Transplantation von Nebennierenmarkzellen ist mit einer hohen Komplikationsrate belastet und oft nur von vorübergehender Wirksamkeit [10]. Man ist deshalb dazu übergegangen, Zellen des embryonalen ventralen Mittelhirns zu übertragen. Fetales Gewebe ist im Tierversuch der Gewebsübertragung von Nebennierenmark überlegen. Die Verwendung embryonalen Mittelhirngewebes (um die 9. Schwangerschaftswoche) ist mit vielen ungelösten medizinischen Fragen, aber auch ethischen Problemen verbunden. Die bisher durchgeführten Transplantationen erlauben noch keine ausreichend fundierte Beurteilung dieses Behandlungsverfahrens. Es handelt sich derzeit noch um eine experimentelle Therapie. Im Mittelpunkt der Parkinsontherapie steht deshalb nach wie vor die medikamentöse Behandlung, die in den letzten Jahrzehnten eine starke Differenzierung erfahren hat (Abb. 2). Ein historischer Überblick über die Parkinsonbehandlung macht die rasanten Fortschritte in der medikamentösen The-

1817		Parkinson An Essay on the Shaking Palsy
	50 Jahre	
1867		Ordenstein Therapie mit Belladonna
	79 Jahre	
1946		Synthetische Anticholinergica
	15 Jahre	
1961		L-Dopa-Therapie
	8 Jahre	
1969		Amantadine
	5 Jahre	
1974		Dopaminagonisten
	1 Jahr	
1975		MAO-B-Hemmer

Abb. 2 Zeittafel der Einführung neuer medikamentöser Behandlungsverfahren in die Parkinson-Therapie

rapie deutlich. Der striäre Dopaminmangel beim Parkinson-Syndrom ist nach den gegenwärtigen Kenntnissen das pathophysiologisch wichtigste Defizit und deshalb Ausgangspunkt therapeutischer Maßnahmen. Sie bestehen in einer Dopaminsubstitution mit L-Dopa, das nach Überwinden der Bluthirnschranke intrazerebral zu Dopamin decarboxyliert wird, einer Stimulierung dopaminerger Rezeptoren durch Dopamin-Agonisten, einer Verbesserung der Dopaminfreisetzung durch Änderung der Fluidität von Membranen durch Amantadine, einer Hemmung des intrazerebralen Dopaminabbaus durch Monoaminooxydasehemmer vom Typ B und einen Eingriff in die Neurotransmitterwechselwirkungen mit Reduktion der relativen cholinergen Überaktivität durch Anticholinergika. Auf allen genannten Wegen sind bei Monotherapie Erfolge in unterschiedlichem Ausmaße zu erreichen.

Die L-Dopa-Therapie hat sich dabei als das wirksamste Behandlungsverfahren erwiesen. Wenn trotzdem andere Parkinson-Therapeutika eingeführt wurden, an der Entwicklung neuer Medikamente gearbeitet und über den richtigen Zeitpunkt der Anwendung von L-Dopa kontrovers diskutiert wird, so hat dies in Problemen während der Langzeitanwendung von L-Dopa seinen Grund. Nachlassen der Effektivität der L-Dopa-Therapie, Zunahme der Nebenwirkungen während der Behandlung und ein verändertes Ansprechen auf die Therapie mit Fluktuationen der Beweglichkeit sind die Hauptprobleme während der L-Dopa-Langzeitbehandlung (zusammenfassend in [12]).

Nach gut übereinstimmenden Beobachtungen zahlreicher Untersucher führt die Mono-Therapie mit L-Dopa zu einer Besserung der Parkinsonsymptomatik in der Einstellungsphase von 60 bis 80% gegenüber dem Ausgangswert. Nach etwa drei bis vier Jahren kommt es zu einer Verschlechterung, die häufig von Symptomfluktuationen und einer steigenden Zahl von Nebenwirkungen begleitet wird. Symptomfluktuationen und Dyskinesien haben dabei besondere Beachtung erfahren, was sich nicht zuletzt in einer Fülle von Bezeichnungen widerspiegelt (Tab. 1). Die Beschreibung der Beweglichkeitsänderungen mit verschiedenen Begriffen hat zu einer schwer übersichtlichen Nomenklatur und zahlreichen Mißverständnissen geführt. Unter praktischem Aspekt muß zwischen Beweglichkeitsveränderungen differenziert werden, die einen klaren zeitlichen Bezug zu einer Einzeldosis erkennen lassen und Fluktuationen, die unvorhersehbar und unab-

Tabelle 1 Zusammenfassung der in der Nomenklatur der Fluktuationen verwendeten Begriffe (nach [1])

Akinesia paradystonica	Late-afterdose Akinesia
Akinesia paradoxica	Long-term Clinical Fluctuations
Akinesia paraspastica	Nocturnal Myoclonus
Akinetic Freezing	On-Off-Phenomenon
Circadian Akinesia	Oscillations in Performance
Cramps	Paroxysmales On-Off
Diphasic Dyskinesia	Peak-dose Akinesia
Diurnal Fluctuations	Peak-dose Chorea
Early-morning Akinesia	Peak-dose Dyskinesia
Early-morning Dystonia	Peak-dose Dystonia
End-of-dose Akinesia	Rapid Oscillations
End-of-dose Dystonia	Rapid Fluctuations
End-start-dose Fluctuations	Short Duration Improvement
Fluctuations in Performance	Short Duration of each Levodopa Dose
Fluctuations in Motor Behaviour	Start-hesitation
Freezing	Sudden Switching off
Hypotonic Freezing	Swings
Katalepsieähnlicher Zustand	Yo-Yo-ing
	Wearing-off

hängig von den Einnahmezeiten des L-Dopa auftreten. Charakteristisches Beispiel für motorische Störungen, die mit der nachlassenden Wirkung einer Einzelgabe korreliert sind, stellen die End-of-dose-Akinesien dar. Prototyp akuter Bewegungsblockierungen ohne Zusammenhang mit einer Einzeldosis sind die paroxysmalen On-off-Phänomene. In der Literatur wird on-off sowohl im Sinne der ursprünglichen Definition für abrupte unvorhersehbare Bewegungsstörungen wie auch als Oberbegriff für fast alle Arten von Fluktuationen verwendet. Bei der Bewertung therapeutischer Resultate ist deshalb jeweils zu klären, mit welcher Bedeutung der Begriff verwendet wird [1].

Bei den Dyskinesien gilt es unter praktischem Aspekt vor allem zwischen den mit einem hohen L-Dopa-Serumspiegel korrelierten choreiformen Hyperkinesen und den mit einem niedrigen L-Dopa-Serumspiegel korrelierten Dystonien zu differenzieren. Letztere treten am häufigsten als nächtliche oder morgendliche Dystonien in Erscheinung (Tab. 2).

Die Probleme während der L-Dopa-Langzeitanwendung sind Anlaß für die weiterhin kontrovers geführte Diskussion, ob man durch eine primäre Kombinationsbehandlung diese Probleme verhindern oder hinausschieben kann. Darüber hinaus wird die Frage unterschiedlich beantwortet, welcher Zeitpunkt für den Einsatz der L-Dopa-Therapie optimal ist. Die Diskussion wird dabei oft auf die Frage verkürzt, ob man L-Dopa früh oder spät anwenden soll. Eine verbindliche Definition einer Früh- bzw. Spätbehandlung gibt es nicht und kann es nicht geben.

Tabelle 2 Frankfurter Klassifikation der Fluktuationen und unwillkürlichen Bewegungen (nach [1])

Hypokinetische Phänomene	
A. Mit Bezug zur Einzeldosis: (Vorhersehbar)	a) „End-of-dose Akinesia" Wearing-off Early-morning Akinesia Late-afterdose Akinesia
B. Ohne Bezug zur Einzeldosis: (Unvorhersehbar)	a) „Freezing" Akinesia paradoxica
	b) „Paroxysmales On-Off" Rapid Oscillations Sudden Switching Off Yo-Yo-ing
Hyperkinetische Phänomene	a) „Choreiforme Hyperkinesen" Peak-dose Dyskinesia Diphasic Dyskinesia
	b) „Dystonien" End-of-dose Dystonia Early-morning Dystonia

Nach der Diagnose eines Parkinson-Syndroms liegt in der Regel eine komplexe Situation vor, in der neben den Parametern der Erkrankung und des bis zur Diagnosestellung übersehbaren Verlaufs unterschiedliche Faktoren wie Berufstätigkeit, Umweltverhalten, Reaktionen der Patienten auf die Beeinträchtigung usw. zu berücksichtigen sind.

Die Parkinsontherapie kann deshalb nicht schematisiert werden und muß dem jeweiligen Einzelfall angepaßt werden, wobei neben den Krankheitssymptomen die vielfältigen Faktoren der psychosozialen Lebenssituation zu berücksichtigen sind. In der medikamentösen Parkinsontherapie spielen Kombinationsbehandlungen eine große Rolle. Einmal wird versucht, durch die Kombination verschiedener Mittel die jeweiligen Dosen möglichst gering halten zu können und hiermit die Nebenwirkungen der verschiedenen Substanzen niedrig zu halten. Zum anderen erfordert das Fortschreiten der Erkrankung und der Wirkungsnachlaß jeder als Monotherapie verabfolgten Substanz, daß zumindest versucht wird, durch die Kombination mit anderen Parkinsonmedikamenten das Therapieresultat erneut zu verbessern.

Dopamin-Agonisten können alle Parkinsonsymptome positiv beeinflussen, wie inzwischen durch zahlreiche Untersuchungen belegt wurde. Bereits 1951 wurde die Besserung von Parkinsonsymptomen durch Apomorphin beschrieben, das postsynaptisch als dopaminerger Agonist wirkt [14]. Wegen einer hohen Nebenwirkungsrate wurde diese Therapie wieder verlassen, wobei auch eine Rolle spielte, daß zu dieser Zeit die überragende Bedeutung des striären Dopaminmangels in der Pathogenese des Parkinson-Syndroms noch nicht bekannt war. Seit 1974 wurden aus der Gruppe der Ergotderivate mehrere dopaminerge Substanzen erfolgreich beim Parkinson-Syndrom angewendet [3]. Die verschiedenen Dopamin-Agonisten unterscheiden sich weniger in der Art ihrer Wirksamkeit auf die Parkinsonsymptome als vielmehr in der notwendigen therapeutischen Dosis und in ihren Nebenwirkungen. Für Bromocriptin wurde gezeigt, daß durch Monotherapie Parkinson-Patienten ausreichend und erfolgreich behandelt werden können. Es sind dann jedoch relativ hohe Dosen erforderlich, die mit zahlreichen Nebenwirkungen belastet sind und erhebliche Therapiekosten verursachen. Die Bedeutung der Dopamin-Agonisten liegt deshalb hauptsächlich in ihrem Einsatz im Rahmen von Kombinationsbehandlungen und hier fast ausschließlich in der Kombination mit L-Dopa. Damit ist die Diskussion über den Stellenwert der Dopamin-Agonisten in der Parkinsontherapie eng mit den beschriebenen Problemen während der L-Dopa-Langzeitbehandlung verbunden. Die Dopamin-Agonisten können den Wirkungsnachlaß von L-Dopa in fortgeschrittenen Krankheitsfällen zumindest vorübergehend kompensieren, da sie direkt postsynaptisch angreifen und auch noch bei fortgeschrittener Degeneration wirksam sind. Für fortgeschrittene Fälle und akute Verschlechterungen ist von besonderem Interesse, daß mit Apomorphin und Lisurid Dopamin-Agonisten für die parenterale Anwendung zur Verfügung stehen. Die wesentlich größeren Erfahrungen bei parenteraler Applikation liegen für Lisurid vor, das subcutan und intravenös verabfolgt wurde.

Die wichtige Frage, ob sich durch eine frühe Kombinationstherapie von L-Dopa mit einem Dopamin-Agonisten die Probleme während der L-Dopa-Langzeitbehandlung verhindern, vermindern oder hinausschieben lassen, ist Gegenstand verschiedener Langzeituntersuchungen. In einer deutschen Multicenterstudie konnte 1984 für die Kombination von Bromocriptin mit L-Dopa/Benserazid gezeigt werden, daß eine Reduktion der notwendigen L-Dopa-Dosis um 40% bei gleichen Therapieergebnissen möglich ist, wenn gleichzeitig Bromocriptin gegeben wird. Außerdem führt die Kombination von L-Dopa mit einem Dopamin-Agonisten zu einer Reduktion von extrapyramidalen Dyskinesien [5]. Dagegen ist noch offen, in welchem Ausmaß sich welche Fluktuationen durch eine Kombinationstherapie vermeiden lassen.

Ein besonderes Problem stellen die zahlreichen Nebenwirkungen der Dopamin-Agonisten dar. Prüfung und Einführung neuer Dopamin-Agonisten sind deshalb auch bei gleicher Wirksamkeit zu begründen, wenn sie eine bessere Verträglichkeit erwarten lassen.

Auch für die anderen Parkinsontherapeutika (MAO-B-Hemmer, Amantadine, Anticholinergika) ist die L-Dopa-Therapie Maß und Bezugspunkt. In leichten und beginnenden Krankheitsfällen wird vielfach, aber keineswegs einhellig empfohlen, zunächst Amantadine und Anticholinergika zu geben und die L-Dopa-Behandlung aufzuschieben. Bezüglich der Kombinationstherapie von MAO-B-Hemmern, Anticholinergika und Amantadinen mit L-Dopa sind die Langzeitergebnisse und die etwaige Reduzierung der L-Dopa-Langzeitprobleme Gegenstand zahlreicher Untersuchungen und kontroverser Diskussionen.

Insgesamt besteht eine zunehmende Tendenz, L-Dopa nicht als Monotherapie, sondern in Kombination mit anderen Parkinsonmitteln zu geben. Für frühe Stadien des Parkinson-Syndroms werden entweder die Kombination L-Dopa/MAO-B-Hemmer oder aber L-Dopa/Dopaminagonisten favorisiert. Bei Wirkungsnachlaß von L-Dopa in fortgeschrittenen Krankheitsfällen ist die Zugabe eines Dopamin-Agonisten das übliche therapeutische Vorgehen. Welcher spezielle Stellenwert Lisurid in der Parkinsontherapie zukommt, soll in den nachfolgenden Beiträgen herausgearbeitet und näher beschrieben werden.

Literatur

[1] Baas, H., P.-A. Fischer: Fluktuationen der Beweglichkeit beim Parkinson-Syndrom. In: P.-A. Fischer (Hrsg.): Spätsyndrome der Parkinson-Krankheit, S. 213–233. Editiones Roche, Basel 1986.

[2] Backlund, E.-O., P. O. Granberg, B. Hamberger et al.: Transplantation of Adrenal Medullary Tissue to Striatum in Parkinsonism. First Clinical Trials. J. Neurosurg. **62** (1985) 169–173.

[3] Calne, D. B., P.-F. Teychenne, L. E. Claversia et al.: Bromocriptine in Parkinsonism. Br. Med. J. **4** (1974) 442–444.

[4] Fischer, P.-A. (Hrsg.): Parkinson plus. Cerebrale Polypathie beim Parkinson-Syndrom. Springer Verlag, Berlin–Heidelberg–New York–Tokyo 1984.

[5] Fischer, P.-A., H. Przuntek, M. Majer et al.: Kombinationsbehandlung früher Stadien des Parkinson-Syndroms mit Bromocriptin und Levodopa. Ergebnisse einer multizentrischen Studie. Dtsch. Med. Wschr. **109** (1984) 1279–1283.

[6] Fischer, P.-A.: Progression und Polypathie beim Parkinson-Syndrom. In: P.-A. Fischer (Hrsg.): Spätsyndrome der Parkinson-Krankheit, S. 67–82. Editiones Roche, Basel 1986.

[7] Fischer, P.-A.: Long-Term course in Parkinson's Syndrome and Cerebral Polypathy (Parkinson plus). In: M. D. Yahr, K. J. Bergmann (Eds.): Parkinson's Disease, pp. 235–238. Raven Press, New York 1987.

[8] Langston, J. W.: Etiology. In: W. C. Koller (Ed.): Handbook of Parkinson's Disease, pp. 297–307. Marcel Dekker, New York–Basel 1987.

[9] Leenders, K. L., H. J. Palmer, N. Quinn: Brain Dopamine Metabolism in Patient's with Parkinson's Disease measured with Positron Emission Tomography. J. Neurol. Neurosurg. Psychiat **49** (1986) 853–860.

[10] Madrazo, I., R. Drucker-Colin, V. Diaz et al.: Open Microsurgical Autograft of Adrenal Medulla to the Right Caudate Nucleus in two Patients with intractable Parkinson's Disease. New Engl. J. Med. **316**/14 (1987) 831–834.

[11] Mehraein, P.: Morbus Parkinson als degenerative Systemerkrankung. In: P.-A. Fischer (Hrsg.): Spätsyndrome der Parkinson-Krankheit, S. 23–33. Editiones Roche, Basel 1986.

[12] Riederer, P., H. Umek (Hrsg.): L-Dopa-Substitution der Parkinson-Krankheit. Geschichte–Gegenwart–Zukunft. Springer Verlag, Wien–New York 1985.

[13] Schnaberth, G.: Verlaufstypen des Parkinson-Syndroms. In: P. Riederer, H. Umek (Hrsg.): L-Dopa-Substitution der Parkinson-Krankheit, S. 69–78. Springer Verlag, Wien–New York 1985.

[14] Schwab, R. S., L. V. Amador, J. Y. Lettvin: Apomorphine in Parkinson's Disease. Trans. Am. Neurol. Assoc. **76** (1951) 251–253.

Biochemie dopaminerger Systeme

P. Riederer

Einleitung

In der Biochemie der Neurotransmission spielt neben Acetylcholin Dopamin eine entscheidende Rolle. Beim Parkinson-Syndrom kommt dem Gleichgewicht zwischen dem cholinergen und dem dopaminergen System im Striatum große Bedeu-

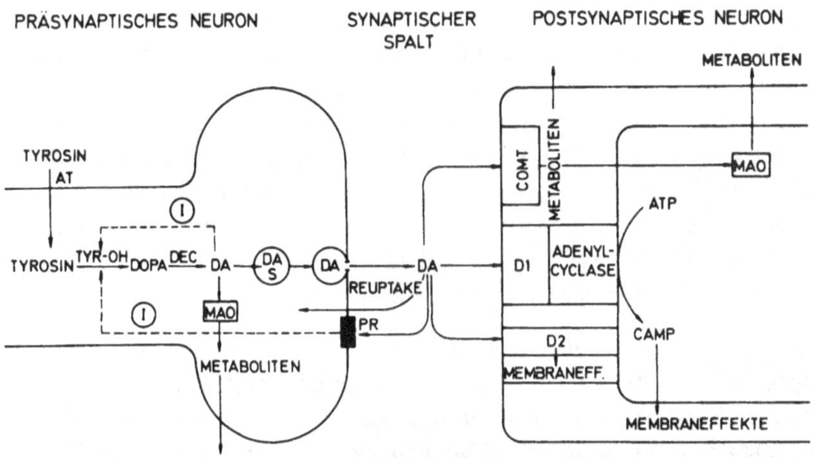

Abb. 1 Physiologische Prozesse prä- und postsynaptischer dopaminerger Neuronen [1]. AT Aminosäuretransport, TH Tyrosinhydroxylase, DEC Dopa-Dekarboxylase, S vesikuläre Speicher, I Rückkopplungsmechanismen, PR präsynaptische Auto-Rezeptoren, D1 adenylzyklaseabhängiger postsynaptischer DA-Rezeptor, D2 adenylzyklaseunabhängiger postsynaptischer DA-Rezeptor, DA Dopamin, ATP Adenosintriphosphat, CAMP 3'5'-zyklisches Adenosinmonophosphat

tung zu. Abbildung 1 zeigt einen schematischen Überblick der Synapse. Prä- und postsynaptische Mechanismen können an pathobiochemischen Veränderungen beim Parkinson-Syndrom beteiligt sein. Daher werden Veränderungen der Tyrosinhydroxylase sowie der Monoaminoxidase dargestellt und die Bedeutung möglicher Endotoxine, von Eisen und der Rezeptoren diskutiert.

Aktivität der Tyrosinhydroxylase

Man geht davon aus, daß beim Parkinson-Syndrom präsynaptische Nervenenden im Striatum denervieren, findet jedoch Hinweise darauf, daß etwa 90% der Zellmembranen erhalten bleiben. So stellt sich die Frage nach dem morphologischen Korrelat der Degeneration. Wahrscheinlich ist eine progrediente Reduktion der Vesikelzahl anzunehmen. Die Aktivität der Tyrosinhydroxylase ist erniedrigt und weniger Dopamin im präsynaptischen Nervenende nachweisbar [1]. Die Frage erscheint berechtigt, ob Messungen der Tyrosinhydroxylase auf die Gesamtproteinmenge bezogen werden sollten, oder ob es sinnvoller ist, die Aktivität des Enzyms auf die Menge von Tyrosinhydroxylase-Protein mit Bestimmung der homospezifischen Aktivität zu beziehen. Neuere Untersuchungen zeigen daher, daß beispielsweise im Nucleus caudatus die homospezifische Aktivität bei Patienten mit Parkinson-Syndrom gegenüber Kontrollen erhöht ist [18].

Möglicherweise liegt hier ein Mechanismus zugrunde, der den Verlust an Gesamtaktivität im Sinne eines Kompensationsmechanismus ausgleichen könnte. Man kann in vitro in den Enzymmechanismus der Tyrosinhydroxylase eingreifen, indem man das Enzym mit dem Co-Faktor Eisen (als Eisen II) stimuliert. Diese Stimulierung führt auch bei Parkinson-Syndrom zu einer Zunahme der Aktivität von Tyrosinhydroxylase [20]. Die Frage, ob Reduktion der enzymatischen Aktivität durch einen Verlust von Eisen bewirkt wird, läßt sich derzeit nicht beantworten. In einem denervierten System ist Eisen möglicherweise vorhanden, hat aber keine Bindungsmöglichkeit, oder es fehlt tatsächlich. Ein wesentlicher Befund ist aber, daß Tyrosinhydroxylase auf einen Stimulus reagiert (Tab. 1).

Ein Tyrosinhydroxylase-Mangel im Striatum oder anderen Regionen hat verschiedenste Folgen. Mit biochemischen Methoden ist im kaudalen Putamen bei benignem Parkinson-Syndrom ein Denervierungsgrad von 89% und im rostralen Putamen ein Denervierungsgrad von 61% nachzuweisen. Der Umsatz von Homo-

Tabelle 1 In vitro-Stimulation von Tyrosinhydroxylase im Nucleus Caudatus des Menschen

	Kontrollen % des Basalwertes	Parkinson % des Basalwertes
cAMP und ATP	102 ± 4	115 ± 11
Proteinkinase	118 ± 26	148 ± 14*
Ca^{2+}-Calmodulin	108 ± 6	107 ± 8
Fe^{2+}	1317	1100

Werte als Mittelwerte oder Mittelwert ± sem; * $p < 0{,}05$;
Absolutwerte und weitere experimentelle Angaben finden sich bei Rausch et al. [20].

vanillinsäure zu Dopamin ist ebenfalls unterschiedlich (59% Reduktion im kaudalen Putamen, 28% im rostralen Anteil). Während Dopac primär im Neuron synthetisiert wird (81% Reduktion im kaudalen Putamen, 21% im rostralen Anteil), findet die Homovanillinsäure-Synthese primär extraneuronal statt. Die Bestimmung des Quotienten von Homovanillinsäure und Dopamin erlaubt es, Unterschiede nachzuweisen, die offensichtlich in Abhängigkeit vom Denervierungsgrad vorhanden sind. Je stärker die Denervierung, desto mehr Homovanillinsäure wird gebildet. Aussagen über die Funktion dieser dopaminergen Systeme und über die Aktivität von Dopamin am postsynaptischen Neuron sind daraus nicht abzuleiten. Dieser Befund erlaubt die Interpretation, daß die vermehrte Freisetzung von Homovanillinsäure einen weiteren Kompensationsmechanismus darstellt. Dieser Kompensationsmechanismus scheint in früheren und mittleren Stadien der Parkinson-Krankheit zu wirken, solange noch eine ausreichende Menge von Dopamin zur Verfügung steht. Beim Parkinson-Syndrom zeigen Untersuchungen speziell limbischer Strukturen bei geringer Veränderung kortikaler Areale schwere bis mittelgradige Veränderungen von Dopamin, Noradrenalin und der Metaboliten. Diese Veränderungen katecholaminerger Systeme tragen mit großer Wahrscheinlichkeit nicht nur beim Parkinson-Syndrom ohne Demenz, sondern speziell beim sogenannten Parkinson-Plus-Syndrom zu Störungen psychischer, emotionaler und kognitiver Funktionen bei. Wichtig erscheint die wesentliche Veränderung in der Aktivität der Tyrosinhydroxylase beim Parkinson-Syndrom zu sein. Der Ausprägungsgrad der Störung ist im nigro-striären Dopamin-System » limbische Strukturen › kortikale Areale [1, 10].

Bedeutung der Monoaminoxidase

Monoaminoxidase (MAO) A und B ist mit spezifischen Antikörpern in Glia und Neuronen nachweisbar. In der Glia beträgt das Verhältnis MAO-A zu MAO-B etwa 40 : 60; während sich in Neuronen der Substantia nigra kaum MAO-A noch MAO-B und im dorsalen Nucleus raphe nur etwas MAO-A, jedoch sehr viel MAO-B nachweisen läßt. Dieser Befund steht im Gegensatz zu biochemischen Befunden, die hier Serotonin und damit ein biochemisches MAO-A-Substrat erwarten ließen. In Neuronen des Locus coeruleus ist eine starke Aktivität von MAO-A, jedoch keine MAO-B nachweisbar [15].

Diese Befunde deuten an, daß eine Therapie mit MAO-Hemmern sowohl bei Anwendung von MAO-A-Hemmern als auch von MAO-B-Hemmern (wie beispielsweise Deprenyl) durchaus spezifische Areale beeinflußt, da MAO nicht gleichmäßig über die Glia und Neuronen verteilt ist.

Auch Intoxikationen mit MPTP (1-Methyl-4-phenyl-1,2,3,6-tetrahydropyridin) scheinen selektive Hirnareale zu betreffen. MPTP muß erst durch MAO-B in MPP^+ umgewandelt werden, das wahrscheinlich neurotoxisch wirkt. MPP^+ wird in die dopaminergen Neuronen aufgenommen, verursacht metabolische Störungen und eine Degeneration der Zellen. Hier liegt also ein Neurotoxin vor, das primär selektiv in der Substantia nigra zu Läsionen führt [14].

Die Bedeutung möglicher Endotoxine

Bei Alterungsprozessen spielen ebenso wie beim Parkinson-Syndrom Endotoxine wie beispielsweise Wasserstoffsuperoxid (H_2O_2), eine Rolle. Diese Endotoxine, können anreichern, wenn mehrere Enzyme, die zum H_2O_2-Abbau benötigt werden, Aktivität verlieren und so eine Akkumulation möglich wird. Anhand von Glutathion-Messungen ist die Überprüfung dieser Aktivität möglich. Diese Untersuchungen zeigen, daß zwischen normalen Kontrollgruppen und Parkinson-Patienten ohne wesentliche Ausfälle keine signifikanten Unterschiede beim Glutathion-Gesamtwert bestehen, jedoch in Abhängigkeit von neuropathologischen Ausfällen eine signifikante Abnahme der Glutathion-Werte im Vergleich zu Kontrollen erfolgt. Es gibt also entweder einen verstärkten Glutathion-Verbrauch, oder die Substanz wird nicht nachsynthetisiert. In tierexperimentellen Studien mit MPTP wurde der GSSG/GSH-Quotient bestimmt und unter MPTP ein Anstieg des Quotienten in der Substantia nigra gemessen. Dieser Anstieg tritt nur ein, wenn H_2O_2 als Reaktionsprodukt zur Verfügung steht. An Entstehung und Symptomatik des Parkinson-Syndroms sind also offensichtlich nicht nur möglicherweise Exotoxine, sondern auch eventuell Endotoxine beteiligt [23, 24].

Über das Eisen

Eisen stimuliert, als notwendiger Co-Faktor, die Tyrosinhydroxylase. Beim Parkinson-Syndrom ist das Gesamteisen in der Substantia nigra signifikant erhöht, nicht jedoch im Putamen und in anderen Regionen. Der aus Fe^{2+} und Fe^{3+} gebildete Quotient ist bei Parkinson-Syndrom im Vergleich zu Kontrollen erniedrigt. Die Fe^{3+}-Konzentration ist relativ erhöht, eine Abnahme des Quotienten ist nur in der Substantia nigra zu beobachten [25]. Ein vermehrter Einbau von Fe^{3+} ist durch Ferritin nachweisbar und weist auf eine mögliche Störung des Eisenmetabolismus und damit möglicherweise auf einen pathobiochemischen Grundmechanismus bei Parkinson-Syndrom hin [24].

D1- und D2-Rezeptoren bei Parkinson-Syndrom

Die D1- und D2-Rezeptoren des Striatums sind auch beim Parkinson-Syndrom vorhanden. Der Nachweis von D1-Rezeptoren im Striatum mittels Ligandenbindung ergibt bei Parkinson-Patienten und einer Kontrollgruppe keinen signifikanten Unterschied, aus dem sich Hinweise auf einen Defekt ableiten lassen. Zwischen Patienten, die auf eine Antiparkinson-Therapie ansprechen und Patienten, die kein therapeutisches Ansprechen zeigen, gibt es nur bei Untersuchungen des Adenylatcyclase-Systems (Basalwert, Dopaminstimulation der cAMP-Modulation) [22] Unterschiede. Mit ^{3}H-Spiroperidol gemessene Bindungsdichten an den Rezeptoren zeigen keine Unterschiede. Derartige Untersuchungen erlauben aber keinen Rückschluß auf eine adäquate Funktion der Rezeptoren, da nur die Bindung eines Liganden an das Rezeptor-Protein gemessen wird, nicht aber die Rezeptorfunktion überprüft wird (Tab. 2). Trotzdem wird allgemein angenommen, daß Dopaminagonisten mit hoher Affinität zu D2-Rezeptoren wertvolle Antiparkinsonmittel darstellen. Lisurid ist in dieser Hinsicht z. Zt. einer der potentesten Dopaminagonisten in klinischem Gebrauch (Tab. 3).

Im Striatum sind D2-Rezeptoren an präsynaptischen Nervenenden und an postsynaptischen GABA-Neuronen sowie cholinergen Interneuronen nachweisbar. Die Aktivität der D2-Rezeptoren repräsentiert daher die Aktivität in verschiedenen Anteilen und neuronalen Systemen des Striatums, was die Beurteilung therapeutischer Effekte erschwert.

Eisen besitzt eine wichtige Bedeutung für die Bindungsdichte postsynaptischer D2-Rezeptoren. So führt beispielsweise Eisenmangelanämie zu einer signifikanten Aktivitätsänderung des postsynaptischen D2-Rezeptors [27]. Dies scheint für das Parkinson-Syndrom aber nicht zuzutreffen, da hier eine Zunahme der Eisenkonzentration in Abhängigkeit vom Schweregrad der Erkrankung nachweisbar ist [24].

Untersuchungen zur Dichte von D2-Rezeptoren im rostralen und kaudalen Putamen haben keine signifikanten Unterschiede zwischen Parkinson-Patienten mit Antiparkinsontherapie und einer Kontrollgruppe ergeben (Tab. 4). Hingegen bestehen bei Untersuchungen zur ^{3}H-Spiroperidol-Bindung Unterschiede, diese Bindung gegenüber nicht markierten Liganden wie Lisurid, Bromocriptin oder Tergurid freizusetzen (Tab. 5). Weiterführende Untersuchungen zur Kopplung von GTP an das Rezeptorprotein ermöglichen es eventuell, Störungen in der Rezeptor-Effektorkopplung nachzuweisen, die mit einem einfachen Bindungsassay nicht darstellbar sind. Dadurch könnten auch Hinweise auf unterschiedliche Empfindlichkeit verschiedener dopaminerger Systeme bei der Parkinson-Krankheit erhalten werden.

Tabelle 2 Dopaminrezeptordichte im Putamen bei verschiedenen Erkrankungen

	B_{Max} (pmol/g Gewebe)	K_D (nM)
Schizophrenie:		
Kontrollen (17)	21,8 ± 0,9	
Schizophrenie (16)	22,2 ± 2,4	
Feighner positiv (10)	23,3 ± 3,5	
Paranoide Psychose (6)	28,4 ± 4,6	
Nicht-paranoide[1] (4)	15,6 ± 2,6*	
Neuroleptika-frei[1] (4)	15,6 ± 2,6*	
Neuroleptika-behandelt (11)	23,6 ± 3,0	
NL-Kurzzeitbehandlung (4)	17,4 ± 0,9	
NL-Langzeitbehandlung (7)	27,2 ± 4,2	
ICD 295,3 + NL (5)	28,8 ± 5,6	1,05 ± 0,53***
ICD 295,3 + 297 + NL (11)	24,4 ± 2,9	0,69 ± 0,25***
ICD 295,6 + NL (8)	24,0 ± 5,2	0,46 ± 0,23***
ICD 295.6 − NL (10)	15,6 ± 1,4**	0,16 ± 0,017
Kontrollen (22)	21,9 ± 2,0	0,15 ± 0,03
Tard. Dysk. + NL (3)		
ICD 295.3 (1); 295.6 (1); 297.1 (1)	26,8 ± 6,7	0,44 ± 0,15
Tard. Dysk. − NL (7)		
IGD 295.6 (6); 295.7 (1)	16,2 ± 1,5	0,22 ± 0,07
Depression:		
Kontrollen (18)	23,3 ± 12	0,13 ± 0,016
DEP. unbehandelt (1)	23	0,40
DEP. + AD + NL (4)	20,0 ± 2,25	0,75 ± 0,36
SDAT:		
Kontrollen (22)	21,0 ± 1,95	0,15 ± 0,03
SDAT + NL (5)	34,1 ± 2,70	1,40 ± 0,60
SDAT − NL (7)	18,3 ± 2,0	0,14 ± 0,04
Morbus Parkinson:		
Kontrollen (22)	21,0 ± 2,00	0,15 ± 0,03
PARK + L-DOPA (5)	20,5 ± 4,5	0,17 ± 0,06
PARK + Agonist (10)	16,7 ± 1,6[2]	0,23 ± 0,08
PARK + NL (3)	26,0 ± 2,0	0,12 ± 0,013
Kontrolle (25)	20,6 ± 1,9	0,14 ± 0,027
Responder L-Dopa (15)	19,3 ± 1,4	0,18 ± 0,03
Non-Responder L-Dopa (5)	19,8 ± 1,6	0,20 ± 0,02

[1] Feighner positiv für Schizophrenie, Mittelwert ± sem;

* $p < 0,02$ vs Kontrollen (KO)

** $p < 0,01$ vs KO und ICD 295.6 + NL (Neusoleptika)

*** $p < 0,01$ vs KO. Letzte NL-Behandlung 1 Tag bis 7 Monate vor dem Tod; Patienten ohne NL waren mindestens 3 Monate vor dem Tod ohne Medikamente; post mortem Zeit: 1 − 10 Stunden; Alter: 69,7 ± 2,7 Jahre (+ NL); 75,4 ± 3,2 Jahre (− NL)

ICD (8. Auflage); AD Antidepressiva

[2] $p < 0,01$ vs NL

Tabelle 3 Hemmung der ^{3}H-Spiroperidol Bindung an menschliches Putamen durch Dopaminagonisten

Agonist	IC_{50}* (nM)
6-n-propyl-TDHL**	< 1.0
Lisuride	7.5
TDHL	9.5
Bromocriptine	36.0
Pergolide	75.0
CQ-32084	87.0
CF-25397 tartrate	550.0
CU-32085	710.0
CM-29712	5000.0

* IC_{50} = Konzentration bei der Bindung um 50% vermindert wird
** THDL = Trans-dihydrolisurid (Tergurid)

Tabelle 4 D2-Rezeptoren in Subarealen des menschlichen Putamens

	Kontrollen (5)		Parkinson (3)[1]	
	B_{Max} (pmol/g)	K_D (nM)	B_{Max} (pmol/g)	K_D (nM)
caudal	19,4 ± 5,1	0,35 ± 0,04	14,0 ± 3,1	0,30 ± 0,02
rostral	19,3 ± 5,3	0,56 ± 0,12	14,4 ± 4,0	0,28 ± 0,01

[1] Langzeit-Antiparkinsonbehandlung mit Kombination von L-Dopa, Amantadin und gelegentlich Lisurid in gewohnten Dosen; Mittelwert ± SEM; Altersangaben (zwischen 69 und 78 Jahren) und Postmortem-Zeit (3 bis 12 Stunden) der Patienten wurden gematcht.

Tabelle 5 Freisetzung von Agonist und Antagonist im Putamen des Menschen durch Dopamin und Sulpirid

^{3}H-markierter Ligand	unmarkierter Ligand	IC_{50} nM Kontrolle	Parkinson
Spiroperidol (0,109 nM)	Dopamin (10^{-5} – 10^{-3} M)	$1{,}8 \cdot 10^{-4}$M	
Lisurid (10^{-9}M)	Dopamin (10^{-5} – 10^{-3} M)	$6{,}9 \cdot 10^{-5}$M	
Spiroperidol (0,109 nM)	Sulpirid (10^{-8} – 10^{-5} M)	$8{,}70 \cdot 10^{-7}$M	
Lisurid (10^{-9}M)	Sulpirid (10^{-8} – 10^{-5} M)	$1{,}17 \cdot 10^{-6}$M	
Spiroperidol (0,109 nM)	Lisurid (10^{-10} – 10^{-6}M)	$7{,}0 \cdot 10^{-9}$M	
Spiroperidol (0,870 nM)	CI 201-678 (10^{-10} – 10^{-6}M)	$3{,}00 \cdot 10^{-7}$	$3{,}50 \cdot 10^{-7}$
Spiroperidol (0,870 nM)	Bromocriptin (10^{-10} – 10^{-6}M)	$38 \cdot 10^{-9}$	$30 \cdot 10^{-9}$
Spiroperidol (0,870 nM)	Lisurid (10^{-10} – 10^{-6}M)	$9 \cdot 10^{-9}$	$7 \cdot 10^{-9}$
Spiroperidol (0,870 nM)	Tergurid (10^{-10} – 10^{-6}M)	$11 \cdot 10^{-9}$	$11 \cdot 10^{-9}$

Details der Methodik und des Krankengutes sind an anderer Stelle beschrieben [24].

Höhere Konzentrationen eines unmarkierten Liganden bei GTP-Zusatz zur Erreichung des IC_{50}-Wertes bei Freisetzung von ^3H-Spiroperidol würden auf erhöhte Rezeptor-Effektorkupplung oder auf verminderte Rezeptorstereoselektivität hinweisen, ohne daß die Bindungszahl erhöht wäre [7].

Striäre D1-D2-Kupplung

Es gilt als einigermaßen gesichert, daß in der Frühphase der Parkinson-Krankheit dopaminerge Agonisten gute antiakinetische Wirksamkeit zeigen, die jener von (kombinierten) Dopa-Präparaten ähnlich sind. In der Spätphase wirkt dagegen Dopa besser, während dopaminerge Agonisten ohne Dopa-Begleittherapie an Wirksamkeit nachlassen. Man nimmt daher an, daß zur Wirkentfaltung dopaminerger Agonisten die postsynaptische Stimulation durch aus L-Dopa gebildetes Dopamin notwendig ist.

Aufgrund experimenteller Untersuchungen ist anzunehmen, daß die postsynaptisch lokalisierten D1- und D2-Rezeptoren funktionell synergistisch gekoppelt sind. Diese Studien lassen daher, im Gegensatz zur bisherigen Meinung einer alleinigen Wirkung von dopaminergen Agonisten über D2-Rezeptoren, erwarten, daß zur optimalen Wirkentfaltung auch die adenylatcyclaseabhängigen D1-Rezeptoren stimuliert werden müssen. Klinisch kann man zeigen, daß die Kombination von Dopa und dopaminergen Agonisten zu einer Reduktion von Dyskinesien und von Fluktuationen führt. Der direkte D1-Agonist SKF 38393 wirkt bei der Parkinson-Krankheit allerdings nicht, während CY 208 243 günstige antiakinetische Effekte aufweist. Die guten therapeutischen Erfolge scheinen auf einer Balancierung von Dopamin-vermittelten raschen, phasischen Frequenzen speziell aber von langsamen, tonischen Signalen und jener dopaminerger Agonisten (tonische Wirkung) zu beruhen.

Bei der Parkinson-Krankheit sind allerdings Störungen der D1-D2-Rezeptorkupplung zu erwarten. Während Ligandenbindungsstudien zeigen, daß die Liganden-Rezeptorbindung für D1-Rezeptoren nicht verändert ist, weisen Untersuchungen zur Stimulation von Adenylatcyclase darauf hin, daß sowohl die Basalaktivität [26] als auch die Stimulation durch Dopamin mit zunehmender Progredienz der Erkrankung abnimmt [22]. Bei Annahme einer synergistischen D1-D2-Rezeptorfunktion könnte dieser Befund erklären, warum bei etwa 25% der Parkinsonkranken, die auf Antiparkinsontherapie in der Spätphase nicht ansprechen, normale D2-Rezeptordichten bzw. -affinitäten nachweisbar sind. Es besteht daher die hypothetische Annahme, daß die D1-D2-Rezeptorkupplung durch den Denervierungsprozeß und den dadurch bedingten Dopaminverlust gestört wird und schließlich verloren geht. Dyskinesien, On-off-Phasen und Fluktuationen auf Therapie könnten damit ein pathophysiologisches Korrelat erhalten [2, 16, 21].

Faktoren, die zu Fluktuationen des dopaminergen nigrostriatalen Feedback-Systems beim Morbus Parkinson beitragen

Die Erfahrung, daß die Supplementierung des nigrostriatalen Dopaminmangels der Parkinson-Patienten durch exogenes L-Dopa die klinische Trias Akinese, Rigor und Tremor verbessert, gilt vor allem für die Frühphasen der Behandlung. Nach andauernder Behandlung mit L-Dopa für mehr als 3–5 Jahre [17] treten Komplikationen in der motorischen Leistung wie End-of-dose-Verschlechterung (Wearing-off), On-off-Fluktuationen, Peak-dose-Dyskinesien, biphasische Dyskinesien und Dystonien auf. Obwohl die pathophysiologischen Hintergründe dieser Fluktuationen noch unbekannt sind, haben verschiedene Hypothesen zu der Annahme geführt, daß Störungen in den Feedback-Mechanismen des nigrostriatalen System ursächlich sein könnten [4].

Unter physiologischen Bedingungen wird Dopamin aus endogenen Präkursor-Aminosäuren inklusive Dopa synthetisiert und in Vesikeln gespeichert. Seine Freisetzung in den synaptischen Spalt wird nur durch Nervenimpulse kontrolliert und durch prä- und postsynaptische Rezeptoraktivitäten reguliert. Beim Morbus Parkinson ist durch die Degeneration präsynaptischer Neurone die Kapazität zur Synthese von Dopamin aus Tyrosin progressiv vermindert. Die Supplementierung von L-Dopa erlaubt es, die Akinese zu überwinden, obwohl es keine feste Beziehung zwischen dem Ausmaß der Degeneration präsynaptischer Nervenendigungen und der Empfindlichkeit für L-Dopa gibt. Die weite individuelle Variation in der Empfindlichkeit für die motorischen Effekte von L-Dopa deutet auf eine gestörte nigrostriatale Feedback-Kontrolle hin. Wenn diese Feedback-Kontrolle normalisiert werden könnte, würde die Inzidenz von Akinesen minimiert.

Endogene Kompensationsmechanismen, angezeigt durch eine Abnahme im Dopamin/Homovanillinsäure-Verhältnis, zielen darauf, die Dopamin-Freisetzung zu fördern. Aber wenn der Neuronen-Verlust 70% überschreitet, werden die klinischen Symptome manifest und können durch Ersatz des fehlenden Dopamins verbessert werden. Allerdings liegen durch die exogene Zufuhr von L-Dopa die meiste Zeit unphysiologisch große Mengen dieses Präkursors vor. Wenn die Speicherkapazität der Vesikeln mit fortschreitender Erkrankung abnimmt, können zunehmende Mengen des aus exogenem L-Dopa synthetisierten Dopamins unkontrolliert in den synaptischen Spalt gelangen. Auch kann Dopamin, das in anderen Hirnkompartimenten synthetisiert wird, zu den synaptischen Prozessen beitragen. Diese Art unkontrollierter Rezeptorstimulation führt zu Störungen des endogenen kybernetischen Systems der Feedback-Kontrolle.

Mit vielen verschiedenen therapeutischen Strategien ist versucht worden, die Fluktuationen im dopaminergen nigrostriatalen Feedback-System zu kompensieren, z. B. durch die Entwicklung von L-Dopa-retard-Formulierungen, Infusionstechniken [9, 11, 19], neue Substanzen zur Beeinflussung von Auto-, D2- und D1-Rezeptoren [3, 5, 6, 8, 12], Lisurid-Infusionen zur Aufrechterhaltung konstanter D2-Rezeptorstimulation (vgl. auch die Beiträge von Suchy und Przuntek in diesem Buch), Kombinationstherapie von Substanzen mit unterschiedlichen pharmakologischen Profilen wie L-Dopa, MAO-B-Hemmer und Dopamin-Agonisten [1] (vgl. auch den Beitrag von Rinne in diesem Buch).

Alle diese therapeutischen Strategien zielen darauf, die dopaminerge Funktion bei gleichzeitigem Erhalt ausreichender intra- und interneuronaler Feedback-Regulation zu verstärken.

Pharmakotoxische Psychosen als Nebeneffekte der Antiparkinsontherapie: eine Arbeitshypothese

Mehr oder weniger alle Antiparkinsonsubstanzen sind in der Lage, bei Parkinsonkranken Psychosen zu provozieren. Dies trifft auch auf die dopaminergen Agonisten zu. Da diese besondere Psychosebereitschaft offensichtlich an die Parkinson-Krankheit gebunden ist, nahm man lange Zeit an, daß die nigro-striäre Degeneration dopaminerger Neuronen in ursächlichem Zusammenhang mit der Bereitschaft zu Psychosen steht. Experimentelle und auch klinische Untersuchungen lassen allerdings vermuten, daß speziell limbische Areale als Locus der Psychoseauslösung in Frage kommen. Dieses Konzept hätte den Vorteil, daß Hyperkinesien und Psychosen, die nach dopaminerger Stimulierung nicht gleichzeitig vorkommen müssen, lokalisatorisch getrennt werden. Damit wäre es auch möglich, etwaige unterschiedliche Verläufe dieser Nebeneffekte zu trennen. Hyperkinesien und Psychosen lassen sich bei der Parkinson-Krankheit schnell induzieren, nach Absetzen oder Reduzierung des medikamentösen Triggers verschwinden die Hyperkinesien rasch, während die Psychosen nur langsam abklingen. Theoretisch können zur Erklärung dieser Beobachtung mehrere Arbeitshypothesen herangezogen werden. Man kann sicher davon ausgehen, daß die Degeneration primär das dopaminerge nigro-striäre System betrifft, während die dopaminerge Innervierung limbischer und kortikaler Areale durch das ventrale Tegmentum (VTA) in geringerem Ausmaße gestört ist. Es ist anzunehmen, daß die Sensibilität für Psychosen umso geringer ist, je weniger die dopaminergen Neuronen des VTA degeneriert sind. Andere Faktoren, wie z. B. Funktionsintensität, Komodulation über eventuell unterschiedliche Peptidsysteme sowie differenzierte kybernetische Steuerung über andere Inputsysteme und Verschaltungsort und -qualität mit anderen neuronalen Systemen, mögen für die unterschiedliche Qualität der Nebeneffekte verantwortlich sein. Besonders letztere Möglichkeit könnte neue Ansätze zum Verständnis des Pathomechanismus von Psychosen geben. Während ein relativ großer Wissensstand zur Verschaltung des dopaminergen striären Inputs mit cholinergen und GABAergen Zellkörpern vorliegt, ist über die Verschaltung dopaminerger limbischer Systeme mit inhibitorischen (GABA) oder exzitatorischen Systemen weniger bekannt. Gerade dieser Aspekt könnte von Interesse sein, da praktisch keine Untersuchungen darüber vorliegen, ob GABAerge, glutamaterge und andere Systeme in limbischen Arealen bei der Parkinson-Krankheit geschädigt sind. Nach der Hypothese von Kim et al. [13] liegt bei Schizophrenie eine relative Überaktivität dopaminerger Systeme gegenüber dem exzitatorischen glutamatergen System vor, wobei letzteres das eigentlich defizitäre System wäre. Obwohl Art und Qualität der pharmakotoxischen Psychosen davon unterschieden werden müssen, könnte eine derartige Überlegung zur Pathogenese der Psychosen einen experimentell noch zu unterstützenden Mechanismus abgeben. Dadurch würde auch eine Möglichkeit bestehen, therapeutisch die große Potenz dopaminerger Agonisten pharmakotoxische Psychosen auszulösen zu verringern. Ein erster Schritt wäre, Antiparkinsonsubstanzen auf GABAerge und glutamaterge Aktivität hin zu prüfen.

Literatur

[1] Birkmayer, W., P. Riederer: Die Parkinson-Krankheit. Biochemie, Klinik, Therapie. 2. Auflage, Springer Verlag, Wien – New York 1985.

[2] Braun, A. R., P. Barone, T. N. Chase: Interaction of D1 and D2 dopamine receptors in the expression of dopamine agonist induced behaviors. In: G. R. Breese, I. Creese (eds.): Neurobiology of Central D1-Dopamine Receptors, S. 151 – 166. Plenum Publishing Corporation 1986.

[3] Brücke, T., W. Danielczyk, M. Simanyi et al.: Terguride: partial dopamine agonist in the treatment of Parkinson's disease. In: M. D. Yahr, K. J. Bergmann (eds.): Advances in neurology, pp. 573 – 576. Raven Press, New York 1987.

[4] Carlsson, A.: Are „On-off" effects during chronic L-dopa treatment due to faulty feedback control of the nigrostriatal dopamine pathway? J. Neural Transm. [Suppl] **19** (1983) 153 – 161.

[5] Clark, D., S. Hjorth, A. Carlsson: Dopamine receptor agonists: mechanisms underlying autoreceptor selectivity. J. Neural Transm. **62** (1985) 171 – 207.

[6] Corsini, G. U., R. Horowski, E. Reiner et al.: Treatment of Parkinson's disease with a dopamine partial agonist. Clin. Neuropharmacol. **7** (1984) 950 – 951.

[7] Goldstein, M., K. Fuxe, E. Meller et al.: The characterization of the dopaminergic profile of EMD 23448 and indolyl-3-butylamine: selective actions on presynaptic and supersensitive postsynaptic DA receptor populations. J. Neural Transm. **70** (1987) 193 – 215.

[8] Goldstein, M., A. Lieberman, E. Meller: A possible molecular mechanism for the antiparkinsonian action of bromocriptine in combination with levodopa. TIPS (Nov.) pp. 436–437.

[9] Hardie, R. J., S. L. Malcolm, A. J. Lees et al.: The pharmacokinetics of intravenous and oral levodopa in patients with Parkinson's disease who exhibit on-off fluctuations. Br. J. Clin. Pharmacol. **22** (1986) 429–436.

[10] Hornykiewicz, O.: Neurochemical pathology and the etiology of parkinson's disease: basic facts and hypothetical possibilities. The Mount Sinai Journal of Medicine **55** (1) (1988) 11–20.

[11] Kapfhammer, H. P., H. J. Kuss, E. Eben et al.: L-dopa infusion experiments in combination with the L-dopa-decarboxylase inhibitors benserazide and carbidopa: L-dopa metabolism and neuroendocrinological effects. Pharmacopsychiat. **18** (1985) 143–144.

[12] Karobath, M.: Neue Aspekte in der Pharmakotherapie des M. Parkinson. In: G. Schnaberth, E. Auff (eds.): Das Parkinson-Syndrom. S. 211–216. Proceedings, Symposium 1984. Wissenschaftlicher Dienst „Roche“, Basel 1985.

[13] Kim, J. S., H. H. Kornhuber, J. Kornhuber et al.: Glutamic acid and the dopamine hypothesis of schizophrenia. In: Ch. Shagass, R. C. Josiassen, W. H. Bridger et al. (eds.): Biological Psychiatry, S. 1109–1111. Elsevier, Amsterdam 1985.

[14] Kinemuchi, H., C. J. Fowler, K. F. Tipton: The Neurotoxicity of 1-methyl-4-phenyl-1,2,3,6-tetrahydropyridine (MPTP) and its relevance to Parkinson's disease. Neurochem. Int. **11** (4) (1987) 359–373.

[15] Konradi, C., E. Svoma, K. Jellinger et al.: Immunocytochemical Differentiation of MAO-A and MAO-B in human post mortem brain. Pharmacol. & Toxicol. **60** Suppl. 1 (1987) 29.

[16] Markstein, R., J. M. Vigouret: Is D1-receptor stimulation important for the anti-parkinson activity of dopamine agonists? In: Key Topics In Brain Research. Springer, Wien, New York 1988 (im Druck).

[17] Marsden, C. D., J. D. Parkes, N. Quinn: Fluctuations of disability in Parkinson's disease: clinical aspects. In: C. D. Marsden, S. Fahn (eds.): Movement disorders, pp. 86–122. Butterworth, London 1982.

[18] Mogi, M., M. Harada, K. Kiuchi et al.: Homospecific activity (activity per enzyme protein) of tyrosine hydroxylase increases in Parkinsonian brain. J. Neural Transm. **72** (1988) 77–81.

[19] Poewe, W. H., A. J. Lees, G. M. Stern: Treatment of motor fluctuations in Parkinson's disease with an oral sustained-release preparation of L-dopa: clinical and pharmacokinetic observations. Clin. Neuropharmacol. **9** (1986) 430–439.

[20] Rausch, W. D., Y. Hirata, T. Nagatsu et al.: Tyrosine hydroxylase activity in caudate nucleus from Parkinson's disease: effects of iron and phosphorylating agents. J. Neurochem. **50** (1988) 202–208.

[21] Reader, T. A., R. Briere, E. Gottberg et al.: Specific [^{3}H]SCH23390 binding to dopamine D1 receptors in cerebral cortex and neostriatum: evidence for heterogeneities in affinity states and cortical Distribution. J. Neurochem. **50** (1988) 451–463.

[22] Riederer, P., W. D. Rausch, W. Birkmayer et al.: CNS-modulation of adrenal tyrosine hydroxylase in parkinson's disease and metabolic encephalopathies. J. Neural Transm. Suppl. 14 (1978) 121–132.

[23] Riederer, P., M. Strolin Benedetti, P. Dostert et al.: Do glutathione and ascorbic acid play a role in the neurotoxicity of 1-methyl-4-phenyl-1,2,3,6-tetrahydropyridine (MPTP)? Pharmacol. & Toxicol. **60**, Suppl. 1 (1987) 39.

[24] Riederer, P., W. D. Rausch, B. Schmidt et al.: Biochemical fundamentals of Parkinson's disease. The Mount Sinai Journal of Medicine **55** (1) (1988) 21–28.

[25] Riederer, P., E. Sofic, W. D. Rausch et al.: Transition metals, ferritin, glutathione and ascorbic acid in Parkinsonian Brain. J. Neurochem. (in press).

[26] Shibuya, M.: Dopamine sensitive adenylate cyclase activity in the striatum of Parkinson's disease. J. Neural Transm. **44** (1979) 287.

[27] Youdim, M. B. H., D. Ben-Shachar: Minimal brain damage induced by early iron deficiency: modified dopaminergic neurotransmission. Israel Journal of Medical Sciences **23** (1987) 19–25.

Einfluß von Lisurid auf prä- und postsynaptische Dopaminrezeptoren im Tierversuch

H. Wachtel

Einleitung

Das therapeutische Potential von Abkömmlingen der Ergoline, den im Mutterkorn (Secale cornutum) enthaltenen Alkaloiden, wird seit Jahrzehnten in verschiedenen klinischen Indikationen genutzt. Das vielfältige pharmakologische Spektrum der Ergolinderivate wird verständlich, wenn man sich vergegenwärtigt, daß das Ergolingrundmolekül Strukturelemente der Neurotransmitter Noradrenalin, Dopamin und Serotonin enthält (Abb. 1). Diese Strukturmerkmale eröffnen die prinzipielle Möglichkeit, mit Ergolinen die Neurotransmission im peripheren wie zentralen Nervensystem pharmakologisch zu beeinflussen. Neurotrope Effekte von Mutterkornalkaloiden sind aus der tierexperimentellen Forschung lange bekannt und wurden zumeist als Hinweise auf unerwünschte psychotoxische Nebenwirkungen interpretiert. Durch gezielte chemische Abwandlung zunächst natürlicher 8β-konfigurierter, später auch synthetischer 8α-konfigurierter Ergoline, konnte die Selektivität der Wirkung auf bestimmte Neurotransmitterrezeptoren optimiert werden. Das 8β-konfigurierte Bromocriptin war das erste Ergolinderivat,

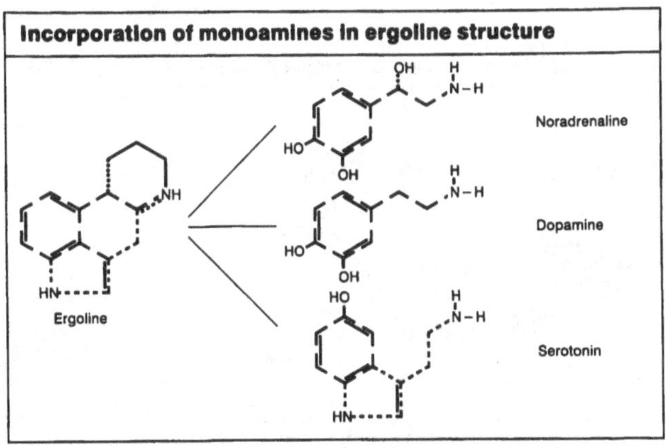

Abb. 1 Inkorporation von Strukturelementen der Neurotransmitter Noradrenalin, Dopamin und Serotonin im Ergolinmolekül.

dessen präferentielle Wirkung auf zentrale Dopamin (DA)-Rezeptoren 1973 im Tierexperiment erkannt [5] und dessen Brauchbarkeit zur Behandlung des Morbus Parkinson 1974 klinisch bestätigt wurde [4]. Wenig später konnten wir zeigen, daß das von Zikán und Semonský [22] synthetisierte 8α-Ergolinderivat Lisurid (Abb. 2) eine wesentlich stärkere und direkte, d. h. von endogenem DA unabhängige, DA-agonistische Wirkung besitzt [8] und somit zur Behandlung des Morbus Parkinson besonders geeignet ist.

Im folgenden sollen einige repräsentative Experimente unserer in-vivo-Untersuchungen zum Einfluß von Lisurid auf verschiedene dopaminerge Systeme von Nagern vorgestellt werden. Die Abb. 3 zeigt eine schematische Darstellung dopaminerger Projektionsbahnen des Rattengehirns. Läßt man das retinale DA-

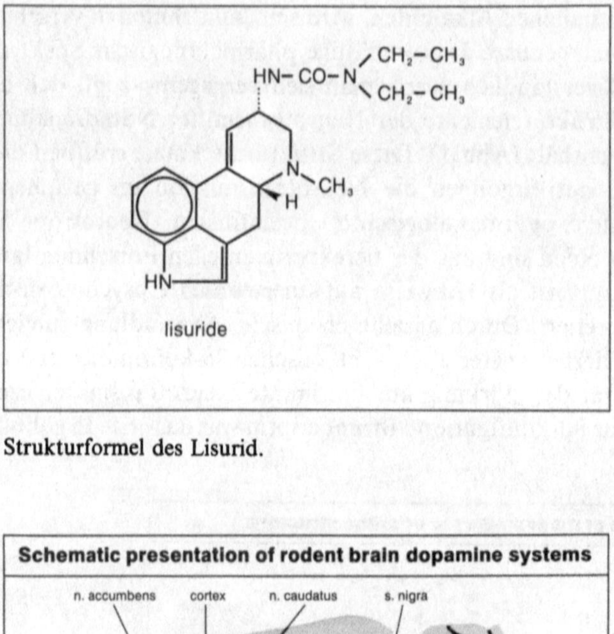

Abb. 2 Strukturformel des Lisurid.

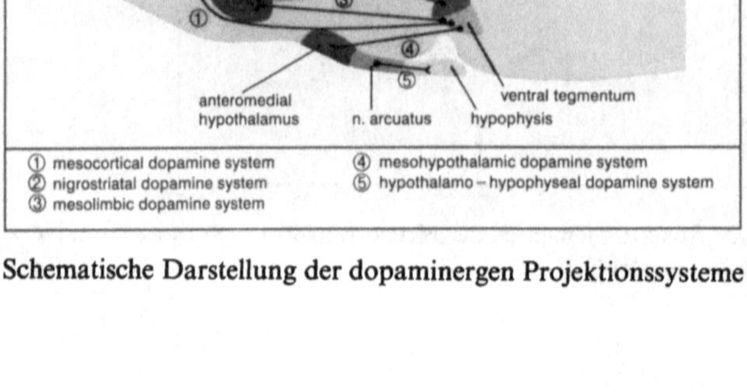

Abb. 3 Schematische Darstellung der dopaminergen Projektionssysteme im Gehirn von Nagern.

System außer Betracht, so kann man fünf funktionell bedeutsame Bahnsysteme unterscheiden. Das *mesocorticale System* mit dopaminergen Terminalen im Frontalcortex scheint für die Regulation der Psychomotorik und mentalkognitiver Funktionen von Bedeutung zu sein. Es wird spekuliert, daß die unter der Therapie mit L-Dopa bzw. DA-Agonisten auftretenden Psychosen bei Parkinsonpatienten auf der unphysiologischen Stimulation DA-sensitiver Fontalcortexneurone beruhen. Ein tierexperimentelles Funktionsmodell ist gegenwärtig nicht verfügbar. Das *mesolimbische System* mit dopaminergen Terminalen im Nucleus accumbens ist für die Regulation und Initiation der lokomotorischen Aktivität von Bedeutung. Im Tierexperiment bewirken DA-Agonisten nach systemischer Gabe bzw. nach lokaler Injektion in den Nucleus accumbens eine Stimulation der lokomotorischen Aktivität. Das *nigrostriatale System* mit dopaminergen Terminalen im Striatum ist für die Regulation der Extraypyramidalmotorik von Bedeutung. Stimulation striataler Neurone durch DA-Agonisten löst im Tierexperiment stereotype Kau-, Leck- und Nagebewegungen aus. Das *mesohypothalamische System* mit dopaminergen Terminalen im anteromedialen Hypothalamus ist an der Thermoregulation beteiligt. Im Tierexperiment bewirken DA-Agonisten eine durch DA-Rezeptorblocker antagonisierbare Hypothermie. Das *hypothalamo-hypophysäre System* mit DA-sensitiven Rezeptoren auf den lactotrophen Zellen des Hypophysenvorderlappens ist an der Regulation der Prolaktinsekretion beteiligt. DA-Agonisten senken im Tierexperiment die Serumprolaktinspiegel.

Material und Methoden

Prüfsubstanzen und Zubereitungen

Folgende Substanzen wurden benutzt: Lisuridhydrogenmaleat (Spofa, Prag, Tschechoslowakei), Fluphenazindihydrochlorid (Squibb Inc., Princeton, USA), α-Methylparatyrosinmethylesterhydrochlorid (Labkemi AB, Göteborg, Schweden) und Proterguridtartrat, 6-Propyllisuridtartrat, Pergolidmesylat, (±)-Rolipram (alle Schering AG, Berlin/Bergkamen, BRD). Für systemische Verabreichungen wurden alle Substanzen in physiologischer Kochsalzlösung gelöst, ausgenommen α-Methylparatyrosinmethylesterhydrochlorid, welches in physiologischer Kochsalzlösung mit einem Zusatz von 100 g/l Cremophor EL® (polyäthoxyliertes Rizinusöl, BASF, Ludwigshafen, BRD) suspendiert wurde. Letzteres Trägermedium wurde auch für die intrazerebralen Verabreichungen von Lisuridhydrogenmaleat und (±)-Rolipram verwendet. Reserpin wurde in der handelsüblichen Ampullenformulierung (Serpasil®, 1 mg/ml, Ciba, Basel, Schweiz) eingesetzt. Pentobarbitalnatrium in Form einer veterinärmedizinisch gebräuchlichen Zubereitung (Nembutal®, 60 mg/ml, Abbott, North Chicago, USA) wurde zur Anästhesie verwendet.

Versuchstiere und allgemeine Versuchsbedingungen

Männliche NMRI Mäuse im Gewicht von 20–25 g und männliche Wistarratten im Gewicht von 80–120 g (Untersuchungen nach systemischer Verabreichung) bzw. im Gewicht von 180–220 g (Untersuchungen nach intrazerebraler Verabreichung) wurden verwendet; für Prolaktinbestimmungen wurden weibliche Wistarratten im Gewicht von 180–220 g benutzt (Züchter: Schering AG; Berlin/Bergkamen, BRD). Die Versuchstiere wurden in einem temperaturkonstanten Raum (22 + 1° C) unter einem Hell-Dunkel-Zyklus von 12 Stunden gehalten. Die Hellphase dauerte von 6 bis 18 Uhr. Die Tiere erhielten eine Standarddiät (Altromin®, Altromin Spezialfutterwerke, Lage, BRD) und hatten freien Zugang zu Trinkwasser. Die Substanzen wurden systemisch in einem Volumen von 0,1 ml pro 10 g Körpergewicht (Mäuse) bzw. 0,05 ml pro 10 g Körpergewicht (Ratten) und intrazerebral in einem Volumen von 1µl in den Nucleus accumbens jeder Hirnhälfte mit randomisierter Zuordnung der Versuchstiere zu den verschiedenen Behandlungen injiziert. Kontrolltiere erhielten ein entsprechendes Volumen des Trägermediums. Alle Substanzdosen beziehen sich auf die freie Base.

Stereotaktische Operation und intrazerebrale Verabreichung

Eine detaillierte Darstellung der Methode findet sich bei Wachtel und Andén [19]. Beiderseits auf den Nucleus accumbens gerichtete Führungskanülen wurden Pentobarbital-anästhesierten Ratten mit Hilfe eines stereotaktischen Apparates (David Kopf Instruments, Tujunga, USA) implantiert. Prüfsubstanzen wurden den wachen Versuchstieren 48–72 Stunden postoperativ durch Einführen von Injektionskanülen beiderseits in den Nucleus accumbens verabreicht. Die Koordinaten der Injektionskanülenspitze wurden nach dem stereotaktischen Atlas von König und Klippel [10] festgelegt: A 9,4, L 1,0, V – 0,9 mm. Jedes Versuchstier wurde nur einmal benutzt. Nach Versuchsende wurden die Tiere dekapitiert, das Gehirn entfernt, für mindestens 24 Stunden in Formalinpuffer gelegt und die Position der Injektionskanüle histologisch verifiziert.

Testmethoden

(A) Lokomotorische Aktivität. Für die Messung der lokomotorischen Aktivität nach systemischer Behandlung wurden zirkuläre Photozellmotilitätskäfige, die im Detail zuvor beschrieben wurden [18], benutzt. Für Untersuchungen nach intrazerebraler Injektion wurden M/P 40 FC Electron Motility Meters (Motron Products, Stockholm, Schweden) benutzt [16]. Unmittelbar nach systemischer oder intrazerebraler Injektion des DA-Agonisten bzw. des Trägermediums wurden die Tiere einzeln in die Motilitätskäfige gesetzt und die während 10-Minuten-Inter-

vallen akkumulierte Anzahl der Lichtschrankenunterbrechungen bis zu 4 Stunden post applicationem gemessen.

(B) Stereotypien. Die von Horowski [7] im Detail beschriebene Methode zur automatisierten Registrierung von Stereotypien wurde verwendet. Unmittelbar nach Verabreichung der DA-Agonisten bzw. des Trägermediums wurde die während 10-Minuten-Intervallen akkumulierte Anzahl der stereotypen Leck-, Kau- und Nagebewegungen von Ratten bis 3 Stunden post applicationem registriert.

(C) Rektaltemperatur. Mäuse wurden 1 Stunde vor Versuchsbeginn einzeln in Acrylglaskäfige (9 × 10 × 8,5 cm) gesetzt. Die Versuchstiere wurden dann mit DA-Agonisten bzw. mit Trägermedium behandelt und 30 min später die Körpertemperatur mit einem elektrischen Thermometer (ELLAB TE3, Elektrolaboratoriet, Kopenhagen, Dänemark) während 20 Sekunden nach Einführen einer Thermosonde (RM 6) in das Rektum gemessen.

(D) Prolaktin. Weibliche Ratten wurden 24 Stunden zuvor mit Reserpin (2 mg/kg i. p.) behandelt, um eine Hyperprolaktinämie hervorzurufen. Danach wurden den Versuchstieren verschiedene DA-Agonisten in der Dosierung von 0,05 mg/kg bzw. das Trägermedium per os verabreicht. 2 bzw. 8 Stunden nach peroraler Behandlung wurden die Tiere dekapitiert. Das Körperblut wurde in Zentrifugenröhrchen aufgefangen und nach Gerinnung bei 4° C für 10 Minuten zentrifugiert (3000 × g). Das Serum wurde abpipettiert und bis zur Analyse bei −20° C gelagert. Serumprolaktinspiegel wurden mit Hilfe eines vom Rat Pituitary Hormone Distribution Program des National Institute of Arthritis and Digestive Diseases (NIAMDD) zur Verfügung gestellten Radioimmunoassays bestimmt. Für weitere Details wird auf [20] verwiesen.

Statistik

Mittelwerte ± S.E.M. wurden berechnet und die statistische Signifikanz von Unterschieden zwischen den Mittelwerten der verschiedenen Behandlungen mittels Varianzanalyse in Verbindung mit dem Dunnett- bzw. Tukey-Test bestimmt.

Ergebnisse

Wirkung auf das mesolimbische DA-System

Die Zeit-Wirkungs-Beziehung für Lisurid, 0,025 mg/kg s. c., auf die lokomotorische Aktivität von Ratten im Vergleich zu Kontrollen ist in Abb. 4 dargestellt. Während kochsalzbehandelte Tiere das typische Profil mit anfänglich hoher Aktivität bis etwa zur 30. Minute und nachfolgend niedriger Basalaktivität zeigen,

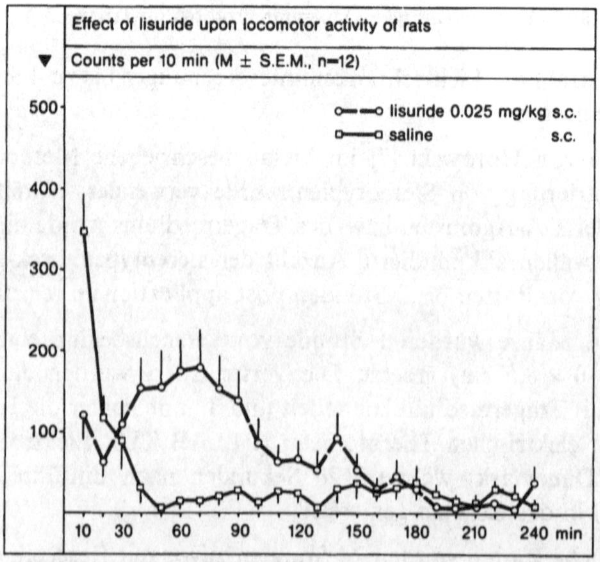

Abb. 4 Zeitverlauf der lokomotorischen Aktivität von Ratten nach subkutaner Verabreichung von 0,025 mg/kg Lisurid. Unmittelbar nach Injektion von Lisurid bzw. physiologischer Kochsalzlösung wurden Ratten einzeln in zirkuläre Photozellmotilitätskäfige gesetzt und die Anzahl der Lichtschrankenunterbrechungen während 10-Minuten-Intervallen 4 Stunden lang gemessen. Dargestellt sind die Mittelwerte ± S.E.M. für 12 Tiere pro Behandlungsgruppe.

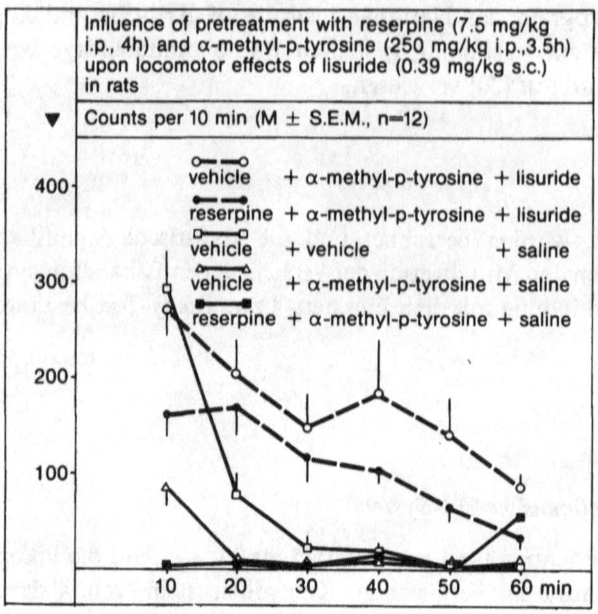

Abb. 5 Einfluß der Vorbehandlung von Ratten mit α-Methyl-p-tyrosin (250 mg/kg i. p.; 3,5 h) allein oder in Kombination mit Reserpin (7,5 mg/kg i. p.; 4 h) auf den motorstimulierenden Effekt von Lisurid (0,39 mg/kg s. c.). Für weitere Details siehe Legende zu Abb. 4.

übt Lisurid in dieser relativ niedrigen Dosis einen biphasischen Effekt auf die Lokomotion aus: der initialen Suppression folgt eine ca. 2 Stunden andauernde Stimulationsphase. In höheren Dosen (z. B. 0,39 mg/kg s. c.) bewirkt Lisurid eine ca. 3 Stunden andauernde Stimulation der lokomotorischen Aktivität ohne vorausgehende Hypokinese [21].

Wie Abb. 5 verdeutlicht, tritt der stimulierende Effekt von Lisurid, 0,39 mg/kg s. c., auch nach Vorbehandlung der Ratten mit α-Methylparatyrosin (αMT), einem

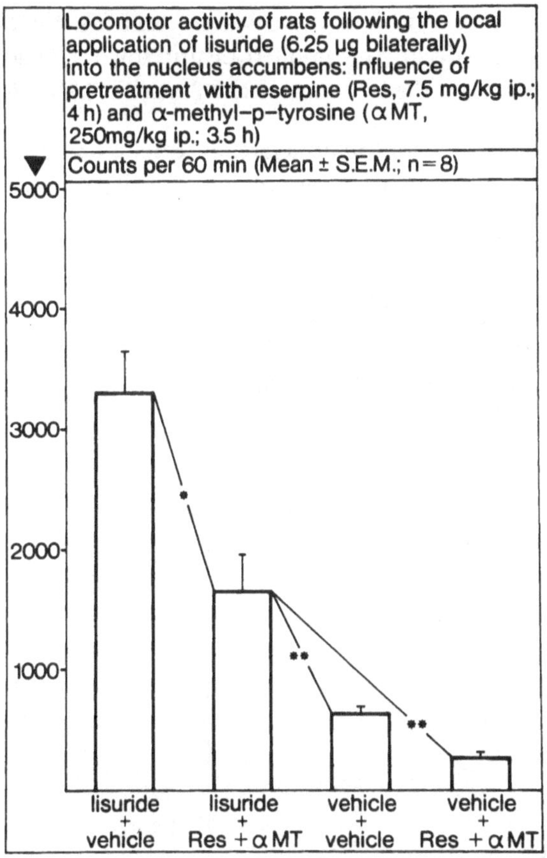

Abb. 6 Einfluß der beidseitigen Injektion von Lisurid (6,25 µg/Seite) in den Nucleus accumbens auf die lokomotorische Aktivität von monoamindepletierten Ratten. Die Verfügbarkeit von endogenen Monoaminen wurde eliminiert durch Vorbehandlung der Versuchstiere mit Reserpin (Res; 7,5 mg/kg i. p.; 4 h) plus α-Methyl-p-tyrosin (α-MT; 250 mg/kg i. p.; 3,5 h). Unmittelbar nach lokaler Injektion von Lisurid bzw. Trägermedium wurden die Tiere einzeln in rechteckige Photozellmotilitätskäfige gesetzt und die Anzahl der Lichtschrankenunterbrechung 1 Stunde lang registriert. Dargestellt sind die Mittelwerte ± S.E.M. für 8 Tiere pro Behandlungsgruppe (*: $p < 0,05$; **: $p < 0,01$; Varianzanalyse/Tukey Test).

Hemmer der Tyrosinhydroxylase, des Schlüsselenzyms für die DA-Biosynthese, auf. Die mit dem Tyrosinhydroxylasehemmer behandelten Kontrollen weisen nur noch eine geringe Anfangsaktivität auf. Kombiniert man αMT mit Reserpin, welches die Speicherfähigkeit der präsynaptischen Vesikel für DA zerstört, dann weisen die so behandelten Tiere praktisch kein endogen freisetzbares DA mehr auf und verharren immobil in den Motilitätskäfigen. Lisurid, 0,39 mg/kg s. c., ist an derart DA-depletierten Ratten imstande, die lokomotorische Aktivität zu stimulieren.

Auch nach bilateraler lokaler Injektion in den Nucleus accumbens, einer Terminalregion des mesolimbischen DA-Systems, stimuliert Lisurid sowohl an normalen als auch an DA-depletierten Ratten die lokomotorische Aktivität (Abb. 6).

Wie Abb. 7 verdeutlicht, kann der motorstimulierende Effekt der beidseitigen lokalen Injektion von Lisurid in den Nucleus accumbens DA-depletierter Ratten

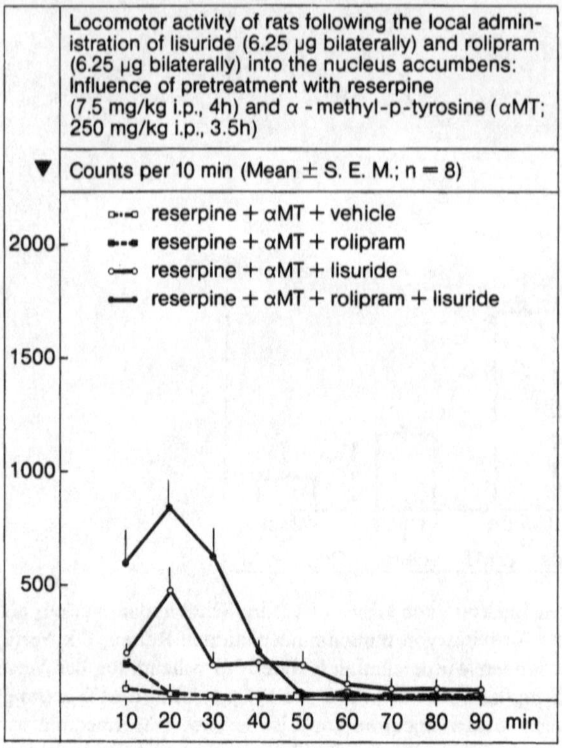

Abb. 7 Einfluß der kombinierten beidseitigen Injektion von Lisurid (6,25 µg/Seite) und Rolipram (6,25 µg/Seite) in den Nucleus accumbens auf die lokomotorische Aktivität von monoamindepletierten Ratten. Für weitere Details siehe Legende zu Abb. 6.

durch gleichzeitige intraaccumbale Verabreichung von Rolipram, einem cAMP-selektiven Phosphodiesterasehemmer, potenziert werden.

Wirkung auf das nigrostriatale DA-System

Die Zeit-Wirkungs-Beziehung für Lisurid bzw. Protergurid (6-n-Propyl-TDHL), jeweils in der Dosis 0,1 mg/kg s. c., auf das stereotype Verhalten von Ratten ist in Abb. 8 dargestellt. Während kochsalzbehandelte Tiere eine niedrige, konstante Basalaktivität aufweisen, provoziert Lisurid für ca. 2 Stunden orale Stereotypien. Protergurid, ein Lisuridderivat, ist in dieser Hinsicht wesentlich wirksamer, und der stereotypienauslösende Effekt dauert über 3 Stunden hinaus an.

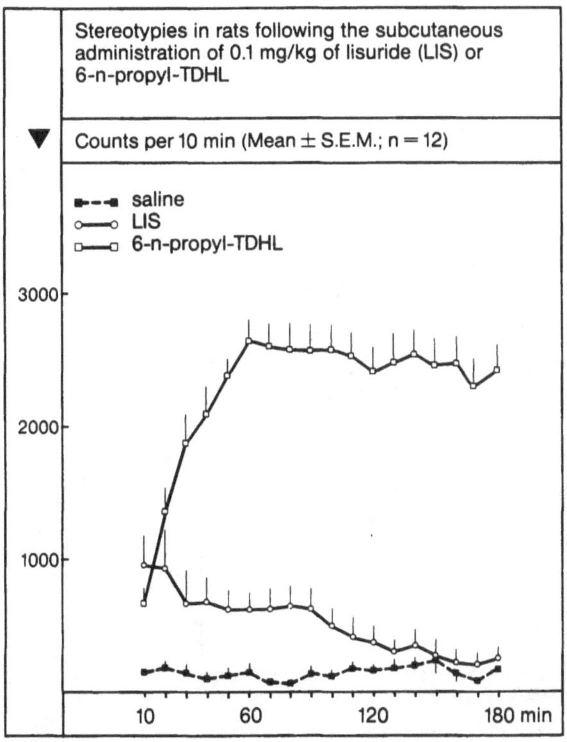

Abb. 8 Zeitverlauf der Stereotypien von Ratten ausgelöst durch subkutane Verabreichung von 0,1 mg/kg Lisurid (LIS) bzw. Protergurid (6-n-Propyl-TDHL). Unmittelbar nach Verabreichung von Prüfsubstanz bzw. physiologischer Kochsalzlösung wurden die Versuchstiere einzeln in zylindrische Zwangskäfige gesetzt und die Anzahl der durch die stereotypen Leck-, Kau- und Nagebewegungen des Versuchstieres an einem elektrodynamischen Aufnahmesystem ausgelösten Impulse während 10-Minuten-Intervallen 3 Stunden lang gemessen. Dargestellt sind die Mittelwerte ± S.E.M. für 12 Tiere pro Behandlungsgruppe.

Wirkung auf das mesohypothalamische DA-System

Lisurid, 6-n-Propyllisurid (6-n-Propyl-LIS), Protergurid, (6-n-Propyl-TDHL) und Pergolid bewirken in Dosen von 0,012 – 0,39 mg/kg eine dosisabhängige Senkung der Rektaltemperatur von Mäusen 30 Minuten nach intraperitonealer Vorbehandlung (Abb. 9). Die hypotherme Wirkung von Lisurid, 6-n-Propyllisurid, Protergurid oder Pergolid, jeweils in der Dosis 0,39 mg/kg s. c., wird durch

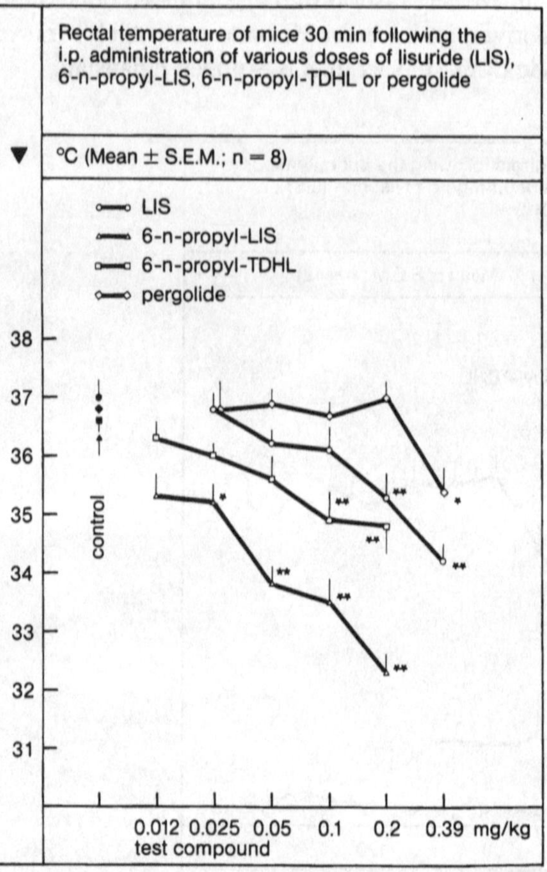

Abb. 9 Rektaltemperatur von Mäusen 30 Minuten nach intraperitonealer Vorbehandlung mit verschiedenen Dosen von Lisurid (LIS), 6-n-Propyllisurid (6-n-Propyl-LIS), Protergurid (6-n-Propyl-TDHL) bzw. Pergolid. Die Rektaltemperatur der einzeln gehaltenen Tiere wurde mit Hilfe eines elektrischen Thermometers gemessen. Dargestellt sind die Mittelwerte ± S.E.M. für 8 Tiere pro Behandlungsgruppe sowie die statistische Signifikanz der Unterschiede zwischen den Mittelwerten der verschiedenen Prüfsubstanzdosierungen und der entsprechenden, mit physiologischer Kochsalzlösung behandelten Kontrolle (*: $p < 0{,}05$; ** $p < 0{,}01$; Varianzanalyse/Dunnett-Test).

Vorbehandlung mit dem DA-Antagonisten Fluphenazin dosisabhängig antagonisiert (Abb. 10).

Wirkung auf das hypothalamo-hypophysäre DA-System

Die erhöhten Serumprolaktinspiegel weiblicher Ratten, ausgelöst durch 24-stündige Vorbehandlung mit Reserpin, werden durch orale Gabe von 0,05 mg/kg

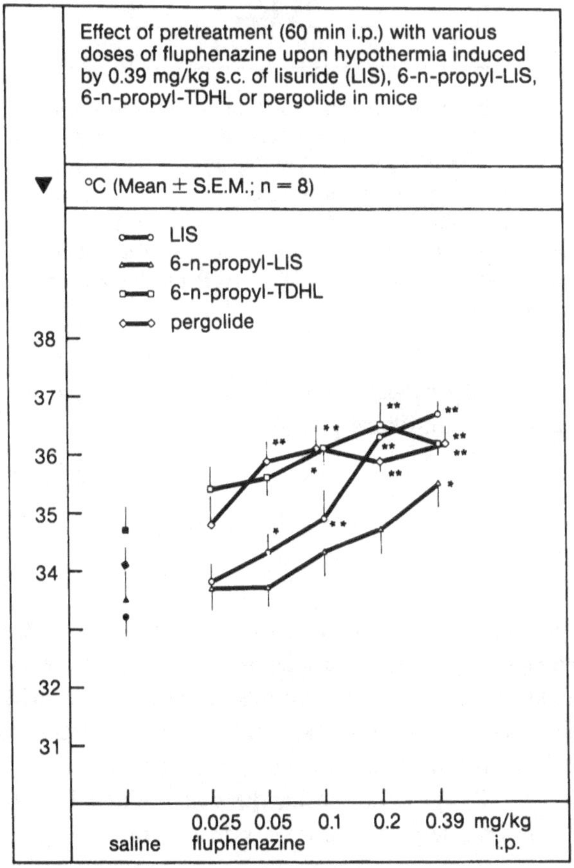

Abb. 10 Antagonismus der durch Lisurid (LIS), 6-n-Propyllisurid (6-n-Propyl-LIS), Protergurid (6-n-Propyl-TDHL) bzw. Pergolid ausgelösten Hypothermie an Mäusen. Einzeln gehaltene Mäuse wurden 30 Minuten vor subkutaner Verabreichung von 0,39 mg/kg der Ergolinderivate mit physiologischer Kochsalzlösung bzw. verschiedenen Dosen Fluphenazin behandelt. 30 Minuten nach Injektion der Ergolinderivate (= 60 Minuten nach Fluphenazin bzw. physiologischer Kochsalzlösung) wurde die Rektaltemperatur gemessen. Für weitere Details siehe Legende zu Abb. 9.

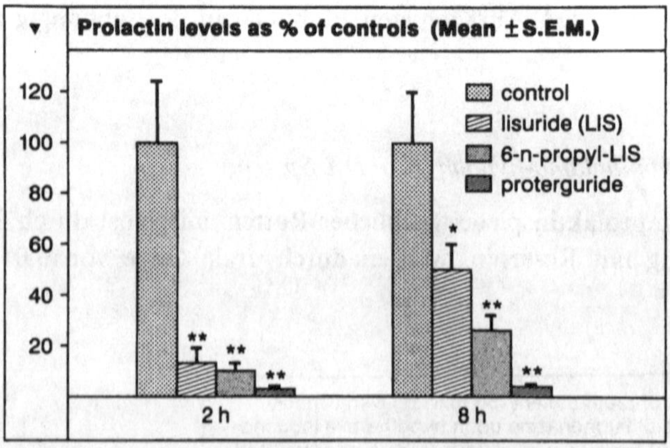

Abb. 11 Einfluß von Lisurid (LIS), 6-n-Propyllisurid (6-n-Propyl-LIS) bzw. Protergurid auf die Hyperprolaktinämie reserpinisierter weiblicher Ratten. Die Versuchstiere wurden 24 Stunden vor der oralen Verabreichung von 0,05 mg/kg der Ergolinderivate mit Reserpin (2 mg/kg i. p.) behandelt. 2 bzw. 8 Stunden nach der oralen Behandlung mit den Ergolinderivaten bzw. mit physiologischer Kochsalzlösung wurden die Tiere dekapitiert und die Serumprolaktinspiegel radiommunologisch bestimmt. Dargestellt sind die Mittelwerte ± S.E.M. als % der Kontrolle für 8 Tiere pro Behandlungsgruppe. Zur statistischen Auswertung siehe Legende zu Abb. 9.

Lisurid, 6-n-Propyllisurid (6-n-Propyl-LIS) oder Protergurid sowohl nach 2 als auch nach 8 Stunden statistisch signifikant gesenkt (Abb. 11).

Diskussion

Die vorliegenden exemplarischen in-vivo-Untersuchungen in vier funktionell bedeutsamen DA-Systemen des Nagerhirns illustrieren und vertiefen die zuvor publizierten Daten zur DA-agonistischen Wirkung des 8α-Ergolins Lisurid [8]. Lisurid stimulierte die lokomotorische Aktivität sowohl nach systemischer Gabe als auch nach lokaler Injektion in den Nucleus accumbens, löste Stereotypien aus, bewirkte eine Absenkung der Körpertemperatur, die durch einen DA-Rezeptorblocker antagonisierbar war und hemmte die Prolaktinsekretion.

Einige der hier vorgestellten Befunde verdienen jedoch, besonders hervorgehoben zu werden:

1. Die hohe dopaminerge Wirksamkeit von Lisurid im Vergleich zu L-Dopa oder Bromocriptin.

2. Die Wirksamkeit von Lisurid an DA-depletierten Tieren, welche auf eine von endogen verfügbarem DA unabhängige, direkte, postsynaptische, dopaminerge

Wirkung der Substanz deutet – ein wesentlicher Unterschied zu Bromocriptin, das an DA-depletierten Tieren keine motorstimulierende Wirkung entfaltet [9].

3. Die stereospezifische Potenzierbarkeit der postsynaptischen, DA-agonistischen Wirkung von Lisurid durch den cAMP-selektiven Phosphodiesterasehemmer Rolipram [17], welche auf eine D-1-Rezeptor-agonistische Wirkkomponente des Lisurid hinweist. Dieser in-vivo-Befund ist von besonderem Interesse angesichts der kontroversen in-vitro-Daten; so wurde mit Lisurid ein cAMP-Anstieg als Ausdruck einer D-1-Rezeptorstimulation zwar an intakten Hirnschnitten [13], nicht einhellig jedoch an Hirngewebshomogenaten [1, 12] beobachtet. Unsere in-vivo-Befunde, eine Reihe von in-vitro-Untersuchungen zum Einfluß von Lisurid auf die Adenylatcyclase [1, 13] sowie Rezeptorbindungsstudien an Membranpräparationen des Gehirns [6] charakterisieren Lisurid demnach als D-2-Rezeptoragonisten mit D-1-agonistischer Wirkkomponente.

Die biphasische Wirkung einer relativ niedrigen Lisuriddosis (0,025 mg/kg s. c.) mit initialer Suppression und nachfolgender Stimulation der lokomotorischen Aktivität (Abb. 4) ist vereinbar mit dem von Strömbom [15] formulierten DA-Autorezeptor-Konzept. Gemäß dieser auf neurophysiologischen [2] und neurobiochemischen [3] Daten basierenden Hypothese befinden sich DA-Rezeptoren auf dem Perikaryon, den Dendriten und den Axonterminalen der DA-Neurone, welche die Aktivität derselben über lokale Rückkopplungsmechanismen regulieren. Stimulation dieser Autorezeptoren durch DA-Agonisten reduziert die Entladungsrate der Neurone und verringert die DA-Freisetzung [2, 3]. Wenn man annimmt, daß Autorezeptoren in relativ großer Menge auf der gesamten Oberfläche des DA-Neurons vorhanden sind, verglichen mit den postsynaptischen DA-Rezeptoren, welche auf umschriebene Synapsenareale beschränkt sind, ist es vorstellbar, daß gerade niedrige Dosen eines DA-Agonisten präferentiell Autorezeptoren ansprechen werden, was zu einer funktionellen Hemmung der Neurone führt. Im Hinblick auf die Regulation der lokomotorischen Aktivität bedeutet dies, daß niedrige Lisuridspiegel im Gehirn die Entladungsrate ventrotegmentaler DA-Neurone herabsetzen und die DA-Freisetzung aus den Terminalen im Nucleus accumbens reduzieren, was sich in einer verminderten lokomotorischen Aktivität manifestiert. Nach Erreichen höherer Lisuridspiegel im Gehirn werden auch postsynaptische DA-Rezeptoren im Nucleus accumbens aktiviert, was zu einer Stimulation der lokomotorischen Aktivität führt. Aus elektrophysiologischen Untersuchungen weiß man, daß DA-Autorezeptoren eine höhere Empfindlichkeit gegenüber DA-Agonisten aufweisen als postsynaptische DA-Rezeptoren [14].

Es sollte jedoch betont werden, daß die Hemmung der dopaminergen Neurotransmission durch niedrige DA-Agonistendosen eher im nicht krankhaft veränderten Gehirn besonders jüngerer Individuen von funktioneller Bedeutung zu sein scheint [11]. Bei Patienten mit Morbus Parkinson, welche gewöhnlich ein höheres Lebensalter und eine fortschreitende Degeneration von DA-Neuronen aufweisen, ist anzunehmen, daß DA-Agonisten vorwiegend auf postsynaptische DA-Rezeptoren wirken. Darauf basiert die therapeutische Intention, zur Behandlung von Bewegungsstörungen bei Parkinsonpatienten den pathognomonischen Mangel an endogenem DA durch den Einsatz direkt wirkender, zentraler DA-Agonisten zu substituieren. Aufgrund der vorliegenden tierexperimentellen Daten und den auf diesem Symposium präsentierten klinischen Studien erfüllt Lisurid diese Voraussetzungen.

Danksagung: Ich danke Frau Evelin Weber für die Hilfe bei der Erstellung des Manuskripts.

Literatur

[1] Azuma, H., N. Oshino: Stimulatory action of lisuride on dopamine-sensitive adenylate cyclase in the rat striatal homogenate. Jap. J. Pharmacol. **30** (1980) 629–639.

[2] Bunney, B. S., G. H. Aghajanian: Evidence for drug actions on both pre- and postsynaptic catecholamine receptors in the CNS. In: E. Usdin, W. E. Bunney jr. (eds.): Pre- and postsynaptic receptors, pp. 89–122. Marcel Dekker, New York 1975.

[3] Carlsson, A.: Receptor-mediated control of dopamine metabolism. In: E. Usdin, W. E. Bunney jr. (eds.): Pre- and postsynaptic receptors, pp. 49–65, Marcel Dekker, New York 1975.

[4] Calne, D. B., P. F. Teychenne, P. N. Leigh et al.: Treatment of Parkinsonism with bromocriptine. Lancet *II* (1974) 1355–1358.

[5] Corrodi, H., K. Fuxe, T. Hökfelt et al.: Effect of ergot drugs on central catecholamine neurons: Evidence for a stimulation of central dopamine neurons. J. Pharm. Pharmacol. **25** (1973) 409–412.

[6] Fuijta, N., K. Saito, N. Yonehara et al.: Lisuride inhibits ^{3}H-spiroperidol binding to membranes isolated from striatum. Neuropharmacology **17** (1978) 1089–1091.

[7] Horowski, R.: A new method for automatic registration of stereotyped behaviour in the rat. Arzneimittelforschung **12** (1978) 2281–2286.

[8] Horowski, R., H. Wachtel: Direct dopaminergic action of lisuride hydrogen maleate, an ergot derivative, in mice. Eur. J. Pharmacol. **36** (1976) 373–383.

[9] Johnson, A. M., D. M. Loew, J. M. Vigouret: Stimulant properties of bromocriptine on central dopamine receptors in comparison to apomorhine, (+)-amphetamine and L-DOPA. Br. J. Pharmacol. **56** (1976) 59–68.

[10] König, J. F. R., R. A. Klippel: The rat brain. A stereotaxic atlas of the forebrain and lower parts of the brain stem, pp. 1–162. Williams and Wilkins, Baltimore 1963.

[11] Ögren, S. O., A. Rodebijer, K. Ängeby: The ‚presynaptic‘ blocking potency of sulpiride and haloperidol in the rat is agedependent. Neurosci. Lett. **46** (1984) 203–207.

[12] Pieri, L., H. H. Keller, W. P. Burkard et al.: Effects of lisuride and LSD on cerebral monoamine systems and hallucinosis. Nature **272** (1978) 278–280.

[13] Saiani, L., M. Trabucchi, G. C. Tonon et al.: Bromocriptine and lisuride stimulate the accumulation of cyclic AMP in intact slices but not in homogenates of the neostriatum. Neurosci. Lett. **14** (1979) 31–36.

[14] Skirboll, L. R., A. A. Grace, D. S. Bunney: Dopamine auto- and postsynaptic receptors: Electrophysiolgical evidence for differential sensitivity to dopamine agonists. Science **206** (1979) 80–82.

[15] Strömbom, U.: On the functional role of pre- and postsynaptic catecholamine receptors in brain: Acta Physiol. Scand. Suppl. **431** (1975) 1–43.

[16] Svensson, T. H., G. Thieme: An investigation of a new instrument to measure motor activity of small animals. Psychopharmacologia **14** (1969) 157–163.

[17] Wachtel, H.: Neurotropic effects of the optical isomers of the selective adenosine cyclic 3',5'-monophosphate phoshodiesterase inhibitor rolipram in rats in-vivo. J. Pharm. Pharmacol. **35** (1983) 440–444.

[18] Wachtel, H.: Central dopaminergic and antidopaminergic effects of ergot derivatives structurally related to lisuride. In: D. B. Calne, R. Horowski, R. J. McDonald, W. Wuttke (eds.): Lisuride and other dopamine agonist, pp. 109–125. Raven Press, New York 1983.

[19] Wachtel, H., N. E. Andén: Motor activity of rats following intracerebral injections of drugs influencing GABA mechanisms. Naunyn-Schmiedeberg's Arch. Pharmacol. **302** (1978) 133–139.

[20] Wachtel, H., R. Dorow, G. Sauer: Novel 8α-ergolines with inhibitory and stimulatory effects on prolactin secretion in rats. Life Sci. **35** (1984) 1859–1867.

[21] Wachtel, H., W. Kehr, M. Schlangen: Involvement of dopamine auto- and postsynaptic receptors in locomotor effects of lisuride after systemic or intracerebral administration. In: J. van Maanen, U. K. Rinne (eds.): Lisuride: A new dopamine agonist and Parkinson's disease, pp. 11–23. Excerpta Medica, Amsterdam 1986.

[22] Zikán, V., M. Semonský: Mutterkornalkaloide XVI. Einige N-(D-6-Methyl-isoergolenyl-8-)-, N-(-6-Methylergolenyl-8-)- und N-(D-6-Methylergolin(I)-yl-8-)-N'-substituierte Harnstoffe. Coll. Czech. Chem. Comm. **25** (1960) 922–925.

Wirkungen von Mutterkorn-Derivaten auf das zentrale Nervensystem am Beispiel des Dopaminagonisten Lisurid

R. Horowski

Eine Reihe von Inhaltsstoffen des Pilzes Secale cornutum, der auf Getreide wächst, mit typischer chemischer Struktur, wird unter dem Sammelbegriff Mutterkorn- oder Ergot-Derivate zusammengefaßt. Die starke kontraktionsfördernde Wirkung eines Teils der Inhaltsstoffe dieses Pilzes auf die glatte Muskulatur der Gebärmutter bildet wahrscheinlich die Basis für beide Bezeichnungen (ergon [griech.] = Arbeit, Wehen, analog zum englischen „labour"). Diese Wirkung wird heute noch im Falle des Methylergonovins in der Prophylaxe und Behandlung der postpartalen Blutungen klinisch genutzt. Weitere typische Wirkungen natürlicher Mutterkorn-Inhaltsstoffe sind Vasokonstriktion bzw. Normalisierung des Gefäßtonus (z. B. Ergotamin, heute noch aufgrund dieser Wirkung die Basis vieler Migräne-Mittel), α-adrenolytische und anti-Serotonin-Effekte (z. B. Dihydroergotamin und Methysergid, zwei chemisch leicht modifizierte Mutterkorn-Inhaltsstoffe).

Bevor allerdings diese Mutterkorn-Wirkungen durch Reinigung und Verbesserung der Inhaltsstoffe therapeutisch verwendbar wurden, waren sie bereits im Zusammenhang mit Mutterkorn-Vergiftungen als sogenannter Ergotismus seit dem Mittelalter bekannt und beschrieben. Besonders nach verregneten Sommern und vor allem bei der armen Bevölkerung, die mit Mutterkorn verunreinigtes Brot verzehrt hatten, trat das sogenannte Sankt-Antonsfeuer auf, das infolge der Mutterkorn-Wirkung bis hin zum Absterben von Gliedmaßen, aber auch zu Krämpfen führen konnte; bei Frauen wurden auch Fehlgeburten und Versiegen des Milchflusses berichtet. Die Ursache hierfür war früher nicht bekannt; die Patienten pilgerten zu den Antoniter-Klöstern, die auf Medizin spezialisiert waren, und fasteten dort, wodurch die Vergiftungserscheinungen zum Teil abklangen. In Abb. 1 ist der Heilige Antonius dargestellt, neben ihm sein Symboltier, das Trüffelschwein, sowie ein Patient, blind, mit „brennender" Hand und verstümmeltem Bein.

Wirkungen von Mutterkorn-Derivaten auf das zentrale Nervensystem galten ebenfalls sehr lange als Ausdruck einer Intoxikation, und die Entdeckung der halluzinogenen Wirkung von d-LSD durch Albert Hofmann konnte diese Meinung nur bestärken. Erst seit wenigen Jahren gibt es Substanzen mit Ergot-Struktur, deren ZNS-Wirkungen therapeutisch genutzt werden. Hierzu gehören Hydergin® und Nicergolin, die in der symptomatischen Behandlung von Alterserscheinungen Anwendungen finden, aber auch starke α-adrenolytische Wirkungen haben, sowie das Bromocriptin, das 2-Brom-Derivat des natürlichen Mutterkorn-Alkaloids α-Ergokriptin, das als Prolaktinsenker und Dopaminagonist neue therapeutische Möglichkeiten erschlossen hat.

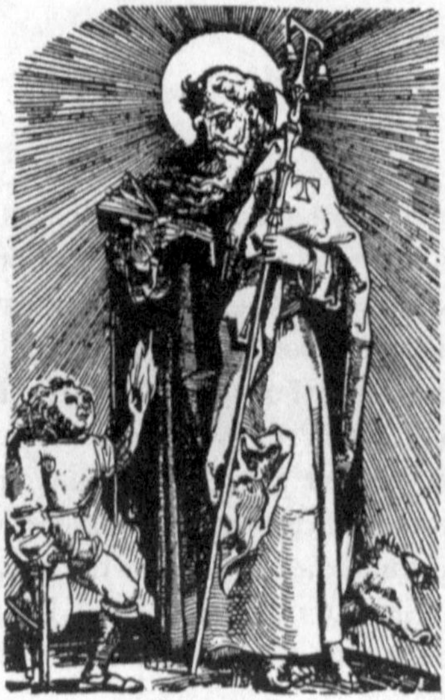

Abb. 1 Der Heilige Antonius

Noch stärker und selektiver wirken 8-α-amino-Ergoline, die im Mutterkorn nicht vorkommen und sich chemisch von allen anderen therapeutisch verwendbaren Ergot-Derivaten unterscheiden (Abb. 2). Hierzu gehört als erste Substanz Lisurid, eine Substanz mit sehr hoher Affinität zu Dopamin-Rezeptoren und der erste Dopaminagonist, der nicht nur oral, sondern auch parenteral verwendet werden kann, sowie Transdihydrolisurid, der erste Dopamin-Partialagonist in der klinischen Prüfung, und Bromergurid, das erste Ergolin mit Dopamin-antagonistischer Wirkung. Über die Pharmakologie und klinische Wirkung von Lisurid und seinen Derivaten gibt es umfassende Übersichtsdarstellungen [2, 7, 5, Beitrag Frieling in diesem Band], so daß hier nur einige ausgewählte Gesichtspunkte angesprochen werden sollten.

Lisurid unterscheidet sich von Bromocriptin nicht nur durch seine andere chemische Struktur und höhere Wirksamkeit, sondern auch noch in anderer Beziehung (s. Abb. 3). Die hohe Rezeptoraffinität in Verbindung mit der Möglichkeit zur parenteralen Anwendung eröffnet für Lisurid neuartige Anwendungsmöglich-

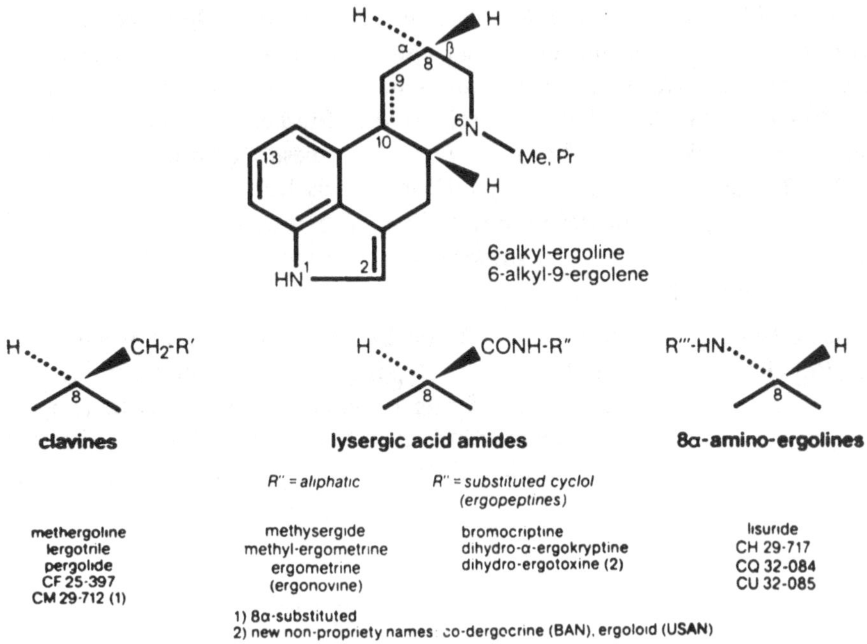

Abb. 2 Grundgerüst der Mutterkorn-Alkaloide (Quelle: Nach E. Flückiger et al. 1983)

- Lisurid hat höhere Rezeptoraffinität.
- Lisurid hat stärkere intrinsische Wirkung.
- Lisurid kann Neuroleptika-Nebenwirkungen antagonisieren.
- Lisurid wirkt auch bei weitgehender Dopamin-Verarmung auf das motorische System (z. B. nach Reserpin + αMT).
- Lisurid wirkt auch auf Symptome, die auf Bromocriptin nicht ansprechen.
- Lisurid ist auch parenteral anwendbar.

Abb. 3 Pharmakologische Unterschiede zwischen Lisurid und Bromocriptin

keiten, und in der Tat ließen sich sogar die Folgen einer Neuroleptika-Überdosierung (malignes neuroleptisches Syndrom mit Hyperthermie, Rigor und Bewußtlosigkeit) durch eine Lisurid-Infusion antagonisieren, wie von H. Przuntek und Mitarbeitern gezeigt werden konnte [1]. Von besonderer Bedeutung ist die von verschiedenen Gruppen bestätigte Feststellung, daß Lisurid im Tiermodell im Gegensatz zu Bromocriptin auch nach völliger Dopamin-Depletion die Motorik wiederherstellen kann [6, 9]. Vielleicht läßt sich das Nachlassen der Wirksamkeit der Bromocriptin-Monotherapie bei Langzeitbehandlungen hierdurch erklären, da ja die Dopamin-Konzentration in den Basalganglien mit Fortschreiten des M. Parkinson um mehr als 90% vermindert ist. Wenn man die Hypothese akzeptiert, daß auch im M. Parkinson eine Aktivierung synergistischer D_1-Rezeptoren zur D_2-agonistischen Wirkung hinzukommen muß, ließe sich daraus ableiten, daß Lisurid – im Gegensatz zu Bromocriptin – pharmakologisch auch D_1-agonistische Wirkungen hat (während biochemische in-vitro-Studien mehr für eine partialantagonistische Wirkung von Ergot-Derivaten auf diese Rezeptoren sprechen). Auch die Beobachtung, daß Lisurid auf neurologische Symptome wirkt, bei welchen Bromocriptin unwirksam bleibt, ließe sich durch diesen qualitativen Unterschied (oder aber durch die stärkere Wirkung von Lisurid auf Serotonin-Systeme) erklären [12].

Eine andere bemerkenswerte Eigenschaft von Lisurid liegt darin, daß seine Wirkungen (im Gegensatz zu dem klassischen Dopaminagonisten Apomorphin) vom Funktionszustand der dopaminergen Systeme abhängen, bei welchen je nach Ausgangslage sogar entgegengesetzte Effekte ausgelöst werden können. Außerdem führt Lisurid am präsynaptischen D_2-Rezeptor zu einer lang anhaltenden ‚Stabi-

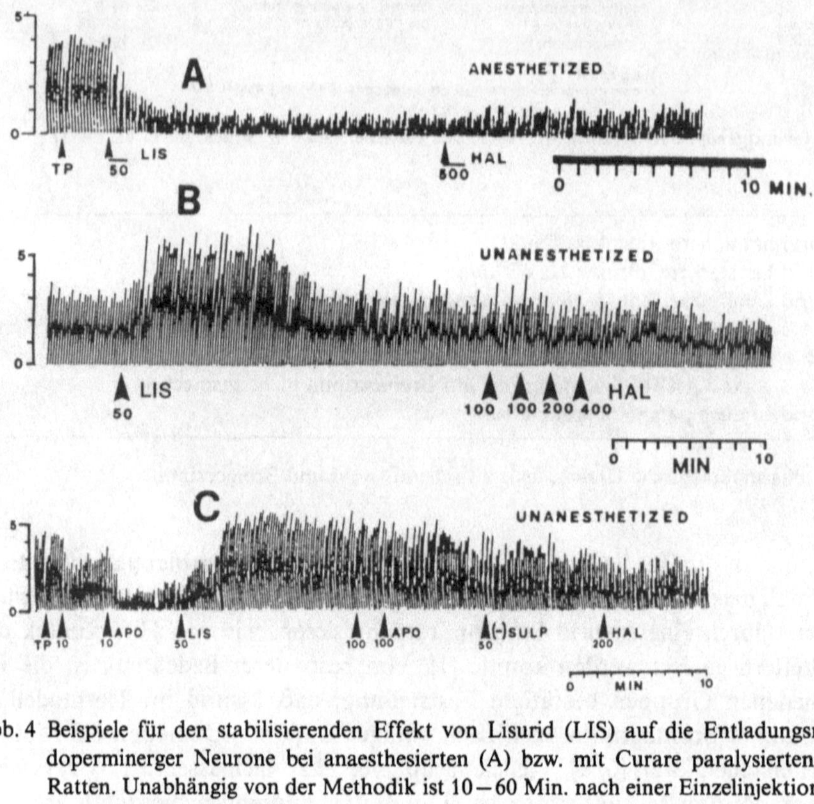

Abb. 4 Beispiele für den stabilisierenden Effekt von Lisurid (LIS) auf die Entladungsrate A9 doperminerger Neurone bei anaesthesierten (A) bzw. mit Curare paralysierten (B, C) Ratten. Unabhängig von der Methodik ist 10–60 Min. nach einer Einzelinjektion 50 μg/kg Lisurid die Entladungsrate stabilisiert und weder durch Apomorphin (APO) noch durch Dopamin-Antagonisten wie Sulpirid (SULP) oder Haloperidol (HAL) zu verändern (in [4]).

lisierung', d. h. die zu erwartenden Effekte von Apomorphin, aber auch dem Dopamin-Antagonisten Haloperidol, können nicht mehr ausgelöst werden (Abb. 4) [4]. Diese besonderen Eigenschaften haben dazu geführt, daß G. L. Gessa Lisurid als „High-affinity/low-activity"-Dopaminagonisten bezeichnet hat – d. h. intakte dopaminerge Systeme werden trotz der Anwesenheit von Lisurid nicht beeinflußt (und hyperaktive eventuell sogar gehemmt), während am ‚leeren' Dopamin-Rezeptor (d. h. z. B. dem präsynaptischen D_2-Rezeptor, aber auch in den Basalganglien der Patienten mit der Dopamin-Mangel-Krankheit M. Parkinson) eine starke dopaminagonistische Wirkung auftritt. Diese neurophysiologischen Befunde werden durch biochemische und pharmakologische/klinisch-pharmakologische Befunde gestützt, die gleichfalls die zustandsabhängige Wirkung von Lisurid – im Gegensatz etwa zu Apomorphin – zeigen [5, 10, 11, 18].

Gessa schlägt vor, daß insbesondere die präsynaptische, ‚stabilisierende' Wirkung von Lisurid der Grund ist, weshalb in der Kombination von Lisurid und L-Dopa Fluktuationen der Beweglichkeit geringer ausgeprägt sind bzw. in ihrer Entstehung sogar vermindert werden können (Beitrag von Rinne in diesem Band), wenn man eine gleich starke Antiparkinsonwirkung erzielt als mit höheren Dosierungen von L-Dopa als Monotherapie. Die zustandsabhängige Wirkung von Lisurid kann auch der Grund dafür sein, daß bei Patienten, die nach einer Langzeitbehandlung mit L-Dopa Fluktuationen in der Beweglichkeit aufweisen, die zusätzliche Verabreichung von Lisurid nicht nur die Bradykinesie/Akinesie, sondern zugleich auch die zum Zeitpunkt der maximalen Dopa-Wirkung auftretenden Dyskinesien bessert – allerdings ist hier sicher auch die durch die Lisuridgabe ermöglichte Senkung der Dopa-Dosis beteiligt.

Lisurid hat wie andere Mutterkorn-Derivate auch für zentrale Serotoninrezeptoren eine hohe Affinität und wurde deshalb auch zunächst für die Migräneprophylaxe entwickelt. Auch hier ist die pharmakologische Wirkung vom untersuchten System und seinem Aktivitätszustand abhängig und unter normalen Bedingungen oft nur gering ausgeprägt. Auch für dieses System wird Lisurid deshalb als Partialagonist bezeichnet. Eine solche zustandsabhängige Wirkung scheint generell bei Mutterkorn-Derivaten möglich zu sein; sie ist bei Substanzen wie Ergotamin und Dihydroergotamin für vaskuläre α-Rezeptoren schon lange bekannt.

Lisurid wirkt besonders intensiv auf Serotonin-Autorezeptoren und kann dadurch auch hier die Entladungsfrequenz von Neuronen hemmen, d. h. es wirkt in einigen Systemen als funktioneller Serotonin-Antagonist [14, 17]. An der Ratte führt die Kombination der dopaminergen und serotonin-antagonistischen Wirkungen bei hoher Dosierung von Lisurid zu einer ausgeprägten Hypersexualität, wie sie von der Kombination des Serotonin-Synthese-Hemmers pCPA mit dopaminergen Substanzen wie Apomorphin bekannt ist. Die so behandelten Ratten zeigen das ganze sexuelle Verhaltensrepertoire männlicher Ratten, und zwar völlig unabhängig von ihrem hormonellen Status; so ließ sich z. B. auch nach Kastration bei der Ratte durch Lisurid nicht nur Mounting-Verhalten, sondern auch Intromission und Ejakulation wieder herstellen. Männliches Mounting-Verhalten läßt sich durch Lisurid sogar bei weiblichen und juvenilen Ratten auslösen, ein Hinweis darauf, daß bei dieser Spezies die zentrale Steuerung für männliches sexuelles Verhalten bei beiden Geschlechtern angelegt ist und unabhängig vom Hormonstatus aktiviert werden kann – allerdings scheint dies nur für die Ratte zu gelten, da bei anderen Spezies und auch beim Menschen eine vergleichbare Hypersexualität nicht beobachtet werden konnte [2].

Periphere Serotonin-Wirkungen (z. B. Thrombozytenaggregation, erhöhte Gefäßpermeabilität und Kontraktion glatter Muskulatur) lassen sich durch Lisurid hemmen, und ebenso findet sich nach lokaler wie systemischer Lisurid-Verabreichung bereits in sehr niederer Dosierung eine Hemmung der Entladungsfrequenz serotoninerger Neurone des N. Raphe dorsalis. Serotonin spielt eine wichtige Rolle in der pathogenetischen Kaskade des Migräne-Anfalls, und so wurde Lisurid auch in sehr niederer Dosis in der Migräne-Prophylaxe verwendet. Von besonderem Interesse ist hierbei eine Hypothese von Raskin und Appenzeller, wonach alle in der Migräne-Prophylaxe verwendeten Substanzen die Aktivität der serotoninergen Neurone des bereits erwähnten dorsalen Raphe-Kerns hemmen, von dem aus wieder andere Hirnareale, aber auch zentrale Gefäße beeinflußt werden. Bei den Substanzen Lisurid, Methysergid, Pizotifen und Propanolol besteht sogar eine Korrelation zwischen der hier wirksamen Dosierung und der klinisch effektiven Dosis, die bei Lisurid extrem niedrig liegt (3 × 0,025 mg/die, als Cuvalit®, eventuell auch die doppelte Dosis). Umfangreiche Doppelblindstudien mit Cuvalit® im Vergleich zu Plazebo, Methysergid und Pizotifen belegen die gute Wirksamkeit und vor allem auch Verträglichkeit von Lisurid in dieser Indikation (Zusammenfassung siehe [8]).

Die hohe Affinität von Lisurid für Dopamin-Rezeptoren ist wahrscheinlich die Basis dafür, daß Lisurid sich im Hypophysen-Vorderlappen anreichert und lang anhaltend die Prolaktinsekretion in allen bisher untersuchten Spezies hemmt. Diese dopaminerge Hemmung der Prolaktin-Freisetzung durch Lisurid wird therapeutisch zur Behandlung aller Formen von Hyperprolaktinämie und ihrer klinischen Konsequenzen genutzt, wobei der prolaktin-senkende Effekt von Lisurid von der Ursache der Hyperprolaktinämie völlig unabhängig ist. Durch Lisurid lassen sich sowohl die aktivitätsfördernde Wirkung von Prolaktin auf die Brustdrüse wie auch die Hemmwirkung dieses Hormons auf die Gonaden zuverlässig antagonisieren, und zwar bei beiden Geschlechtern (siehe Abb. 5 und Abb. 6).

Wenn die Hyperprolaktinämie durch ein prolaktin-sezernierendes Adenom der Hypophyse ausgelöst worden ist, so läßt sich durch Lisurid wie auch durch andere Dopamin-Agonisten auch eine rasche Verkleinerung des Tumors sowie eine Bes-

Brust:

nach Schwangerschaft:
- primäres Abstillen
- Hemmung von postpartalem Milchstau
- Verhinderung und Beseitigung von Mastitis
- sekundäres Abstillen

sonstige:
- Behandlung von Galaktorrhoe
- Behandlungg von Mastitis
- symptomatische Besserung von zystischer Mastopathie und Mastodynie (z. B. bei prämenstruellem Syndrom)

Ovar:
- Wiederherstellung der Progesteron- und Östradiolsynthese
- Behandlung von Amenorrhoe und anderen Zyklusstörungen
- Wiederherstellung ovulatorischer Zyklen
- Wiederherstellung der Fertilität

Abb. 5 Folgen der Prolaktinsenkung durch Lisurid bei der Frau

I Hemmung der Funktion der Brustdrüse

→ Beseitigung der Galaktorrhoe
→ Beseitigung der Gynäkomastie?

II Wiederherstellung oder Normalisierung der Steroid-Synthese der Gonaden

→ Besserung oder Wiederherstellung der Libido
→ Besserung oder Wiederherstellung der Potenz
→ Besserung oder Wiederherstellung der Fertilität

Abb. 6 Folgen der Prolaktinsenkung durch Lisurid beim Mann

serung der durch diesen verursachten Drucksymptome (Kopfschmerzen, Sehstörungen) erreichen – d. h. eine Hemmung der Adenomzellen führt hier auch zur Tumorverkleinerung insgesamt. Dabei ist zu beobachten, daß das Prolaktinom nach Absetzen der Dopamin-Agonisten-Therapie vor allem während einer durch diese Therapie erreichten Schwangerschaft unter Östrogeneinfluß wieder wachsen kann, so daß in dieser Situation erhöhte Aufmerksamkeit und Vorsicht geboten ist. Je länger die Dopamin-Agonisten-Therapie über den Lauf der Jahre hin durchgeführt wurde, desto mehr wächst die Wahrscheinlichkeit, daß es doch zu einer völligen Normalisierung kommt [5].

Die Wiederherstellung ovulatorischer Zyklen bei der Behandlung der Hyperprolaktinämie führt erwartungsgemäß auch zur Normalisierung der Fertilität. Eine interne Analyse von über 1500 im Zusammenhang mit einer Lisurid-Behandlung erreichten Schwangerschaften hat keine Hinweise auf irgendwelche negativen Einflüsse auf Verlauf und Ergebnis dieser Schwangerschaften ergeben und damit die negativen Ergebnisse der tierexperimentellen Studien zur Reproduktionstoxikologie von Lisurid an Mäusen, Ratten, Kaninchen und Meerschweinchen bestätigt. Dennoch wird als allgemeine Vorsichtsmaßnahme weiterhin empfohlen, eine Behandlung mit Lisurid abzusetzen, sobald eine Schwangerschaft festgestellt wird.

Während Lisurid in der Anwendung als Prolaktinhemmer in der Endokrinologie bereits seit langem eine Standard-Therapie ist, ist die breite Anwendung von Lisurid in der Parkinson-Therapie, deren Symptome ja auf einem Dopamin-Mangel in den Basalganglien beruhen, erst jüngeren Datums. Im Gegensatz zur Therapie der Hyperprolaktinämie entwickelt sich die Therapie des Morbus Parkinson zunehmend zur Kombinationsbehandlung, da hier die angewandten höheren Dosierungen aller dopaminergen Therapien verschiedenartige Dopamin-Systeme aktivieren und hierdurch stärkere Nebenwirkungen auslösen können.

Eine Auflistung verschiedener dopaminerger Effekte, wie sie bei der Anwendung entsprechender Präparate in der Parkinson-Behandlung möglich sind, findet sich in Tabelle 1. Für die praktische Anwendung ist wichtig, welche dieser Wirkungen bei Dauerbehandlung und trotz Dosiserhöhung Toleranz entwickeln (z. B. Übelkeit, Hypotonie, GH-Anstieg) oder bei chronischer Gabe im Verlauf der Zeit sogar zunehmen können. Diese Unterscheidung ist wichtig, weil ja die dopaminerge Therapie einschleichend dosiert werden muß, und zwar individuell nach Wirksamkeit und vor allem Verträglichkeit.

Ein anderes Unterscheidungsmerkmal ist die Antagonisierbarkeit durch Domperidon: Dieser starke Dopamin-Antagonist passiert die Bluthirnschranke nur schlecht, so daß die Antiparkinson-Wirkung dopaminerger Präparate nicht beeinträchtigt wird, wohl aber Nebenwirkungen, welche über Dopamin-Rezeptoren außerhalb der Bluthirnschranke ausgelöst werden, vermindert werden können. Es ist somit möglich, unter Domperidon-Schutz eine schnellere Dosissteigerung und Wirksamkeit zu erreichen, wenn dies erforderlich ist. Falls Nebenwirkungen wie orthostatische Hypotonie, die für Patienten und Angehörige ja sehr eindrucksvoll sein können, auftreten, hat sich in unseren Händen auch die Injektion von 25 mg Sulpirid i. m. wegen der raschen Wirkung sehr bewährt; allerdings kann dies die Parkinsonwirkung beeinträchtigen. Im übrigen lassen sich Nebenwirkungen vermeiden, wenn man einschleichend und individuell dosiert.

Ein Grund, weshalb in der Parkinson-Behandlung individuell dosiert werden muß, liegt in der individuell unterschiedlichen Bioverfügbarkeit aller dopaminergen Therapien. Lisurid ist hier etwas günstiger als andere Dopaminagonisten, während z. B. im Falle von L-Dopa eine große Zahl pharmakokinetischer Probleme bekannt sind (siehe Beitrag von Suchy, dieser Band).

Tabelle 1 Dopaminerge Effekte in der Parkinson-Behandlung

Zentrale dopaminerge Wirkung Effekte	Lokalisation	hemmbar durch Domperidon	bei chronischer oraler Behandlung
Prolaktin-Senkung GH-Senkung bei Akromegalie	HVL, PRL- und GH-Zellen	++	*unverändert*
GH-Anstieg beim Gesunden, Hemmung des TRH-induzierten TSH-Anstiegs	Hypothalamus	++	sehr rasch Toleranz (Tage)
Orthostatische Hypotonie	Medulla oblongata	++	sehr rasch Toleranz (ausgenommen Dysautonomie)
Übelkeit, Erbrechen	Medulla oblongata (CTZ)	++	rasch Toleranz (Tage – Wochen)
Verminderter Sympathicotonus	Dienzephalon (All) zum Rückenmark	++	rasch Toleranz (Tage – Wochen)
Kopfschmerz	?	–	rasch Toleranz (Tage – Wochen)
Sedierung	? (präsynaptisch D_2?)	–	rasch Toleranz (Tage – Wochen)
Antiparkinson-Wirkung	Basalganglien (nigro-neostriatal)	–	*unverändert*
Dyskinesien*	Basalganglien	–	zunehmend** (Monate – Jahre)
Psychose*	Cortex (u. limbisches System?), mesocortical und mesolimbisch	–	zunehmend**

* speziell bei Parkinson und hoher Dosis
** mit Langzeitbehandlung und Krankheitsdauer

Wenn man diese Probleme bedenkt, weiß man die Zähigkeit der ersten klinischen Neuropharmakologen, die diese Therapie entwickelt haben, erst richtig zu schätzen, und möglicherweise hat hierzu beigetragen, daß die Gruppe um W. Birkmayer L-Dopa schon sehr früh auch i. v. verabreicht hat. Allerdings hat erst die Hinzugabe eines peripheren Decarboxylase-Hemmers, die die gleiche Gruppe gefunden hat, eine breite L-Dopa-Therapie möglich gemacht, und in der Tat sollten die heutigen L-Dopa-Präparate in dieser Hinsicht mit der Kombination Dopamin-Agonist + Domperidon verglichen werden, wenn sich die Frage der Häufigkeit von Nebenwirkungen stellt.

Die hohe Dosis, die geringe Stabilität und die geringe Löslichkeit haben eine therapeutische Anwendung von parenteralem L-Dopa verhindert, auch wenn

Kurzzeitstudien wertvolle wissenschaftliche Erkenntnisse erbracht haben. Erst mit dem hochwirksamen und gut löslichen Lisurid war es möglich, eine parenterale dopaminerge Therapie auf breiterer Basis zu prüfen [3, 16]. Dabei läßt sich die bei oraler Gabe feststellbare Variabilität der Bioverfügbarkeit vermeiden.

Bei i. v. oder s. c. Bolus-Injektion treten ab einer Dosis von 50 µg Lisurid Nebenwirkungen wie Erbrechen auf, weshalb dann eine Vorbehandlung mit Domperidon erforderlich wird.

Neben der kurzfristigen intravenösen Lisurid-Therapie, z. B. in Notfallsituationen (s. Baas et al., in diesem Band) oder vor und nach Operationen, kann Lisurid aber auch als s. c. Dauerinfusion angewendet werden, wie dies von der Gruppe um J. A. Obeso zuerst gezeigt wurde. Bei dieser Therapie-Form lassen sich wesentlich stärkere dopaminerge Wirkungen auch noch bei sehr fortgeschrittenem M. Parkinson erreichen, auch deshalb, weil manche Nebenwirkungen wie z. B. Erbrechen nicht mit einer absoluten Lisurid-Plasma-Konzentration korrelieren, sondern von der Anflutungsgeschwindigkeit abhängen.

Erste Ergebnisse dieser Therapieform und Grundlagen hierzu wurden in einem Sammelband publiziert [12], doch sind hier für die Zukunft weitere Verbesserungen zu erwarten. Da sich bei einigen schon drei Jahre oder länger mit der s. c. Lisurid-Infusion behandelten Patienten keine Verschlechterung der Motorik zeigte, wird sogar diskutiert, ob eine kontinuierliche dopaminerge Stimulation (im Gegensatz zum Auf und Ab der L-Dopa-Plasmaspiegel bei oraler Therapie) die Entstehung oder Verschlechterung von Fluktuationen vermeiden kann.

Allerdings hat die nun mögliche, sehr hoch dosierte s. c. Lisurid-Infusions-Therapie auch bestätigt, daß die therapeutische Breite dopaminerger Therapien bei fortgeschrittenem Parkinsonismus immer geringer wird, und daß bei einem Teil der Patienten reversible Halluzinationen und Psychosen auftraten, wie sie bei allen dopaminergen Therapien bekannt sind. Aus diesem Grund sind die Kriterien für derartige Studien z. Z. sehr eng zu stellen, und vor allem sind Patienten und Angehörige über diese Möglichkeit wie auch über Warnsymptome aufzuklären (z. B. Alpträume, Tagträume, Störung des Tag-Nacht-Rhythmus). Deshalb wird vorgeschlagen, die s. c. Dauerinfusion über Nacht zu unterbrechen, da mit diesem Verfahren die geringste Häufigkeit psychischer Nebenwirkungen auftrat. Alternativ muß die Suche nach zentralen Dopamin-Antagonisten, die aber die Grundkrankheit nicht verschlechtern dürfen, verstärkt werden; hierfür sind z. B. das atypische Neuroleptikum Clozapin, aber auch das Lisurid-Derivat Tergurid interessante Kandidaten. Schließlich sind für ein anderes Lisurid-Derivat, nämlich Bromergurid, bereits antipsychotische Wirkungen am Menschen gezeigt worden, und so besteht die Hoffnung, selektivere Substanzen zu finden, welche die motorischen Dopamin-Systeme nicht beeinträchtigen oder sogar aktivieren und die mesokortikalen und mesolimbischen nicht aktivieren oder sogar blockieren.

Das klinische Potential dieser Lisurid-Derivate, von denen das sehr gut verträgliche Tergurid bereits in Doppelblindstudien getestet wird, sowie die Erkenntnisse, die sich aus der parenteralen Wirkung von Lisurid ergeben, sind neben der Einführung von Lisurid als von der Dosierung her wirksamster dopaminerger Therapie-Form Ergebnisse unserer langjährigen Forschungen auf dem Dopamin-Gebiet, die für zukünftige Entwicklungen als Modell und Standard dienen können.

Literatur

[1] Bittkau, S., H. Przuntek: Chronic s. c. lisuride in Parkinson's disease – motor performance and avoidance of psychiatric effects. J. Neural Transm., Suppl. **27** (1988) 35–54.

[2] Calne, D., R. Horowski, R. J. McDonald et al. (eds.): Lisuride and Other Dopamine Agonists. Raven Press, New York 1983.

[3] Dorow, R., K.-J. Gräf, B. Nieuweboer et al.: Intravenous lisuride: a new tool for testing responsiveness to dopaminergic agonists and neuroendocrine function. Acta Endocrinol. (Kbh.) **94**, Suppl. 234 (1980) 9 (Abstract).

[4] Gessa, G. L.: Agonist and antagonist actions of lisuride on dopamine neurons: electrophysiological evidence. J. Neural Transm., Suppl. **27** (1988) 201–210.

[5] Gopinathan, G., R. Horowski, I. H. S. Suchy: Lisuride pharmacology and treatment of Parkinson's disease. In: D. B. Calne (ed.): Handbook of Experimental Pharmacology: Drugs for the Treatment of Parkinson's disease. Springer Verlag Heidelberg. In press.

[6] Horowski, R.: Differences in the dopaminergic effects of the ergot derivatives bromocriptine, lisuride and d-LSD as compared with apomorphine. Eur. J. Pharmacol. **51** (1978) 157–166.

[7] Horowski, R.: Dopaminagonisten bei Morbus Parkinson – neue pharmakologische und klinische Erkenntnisse, Entwicklungen und Probleme. Akt. Neurol. **11** (1984) 167–172.

[8] Horowski, R., H. Wachtel, R. Dorow: Dopamine as a deuteragonist in migraine: implications for clinical pharmacology of dopamine agonists. In: W. Winlow, R. Markstein (eds.): The Neurobiology of Dopamine Systems, pp. 415–426. Manchester University Press.

[9] Jackson, D. M., O. F. Jenkins: Hypothesis: Bromocriptine lacks intrinsic dopamine receptor stimulating properties. J. Neural. Transm. **62** (1985) 219–230.

[10] Kehr, W.: Effect of lisuride and other ergot derivatives on mono-aminergic mechanisms in rat brain. Eur. J. Pharmacol. **41** (1977) 261–273.

[11] Kehr, W., W. Speckenbach: Effect of lisuride and LSD on monoamine synthesis after axotomy or reserpine treatment in rat brain. Naunyn-Schmiedeberg's Arch. Pharmacol. **301** (1978) 163–169.

[12] Obeso, J. A., R. Horowski, C. D. Marsden (eds.): Continuous stimulation in Parkinson's disease. J. Neural Transm., Suppl. 27 (1988). Springer Wien.

[13] Raskin, N. H., O. Appenzeller: Kopfschmerz. Gustav-Fischer-Verlag, Stuttgart 1982.

[14] Rogawski, M. A., G. K. Aghajanian: Response of central monoaminergic neurons to lisuride: comparison with LSD. Life Sci. **24** (1979) 1289–1298.

[15] Scholz, E., J. Dichgans: Treatment of drug-induced exogenous psychosis in Parkinson's disease with Clozapine and Fluperlapine. Eur. Arch. Psychiatr. Neurol. Sci. **235** (1985) 60–64.

[16] Suchy, I., R. Horowski: Use of ergot derivative lisuride in Parkinson's disease. In: R. G. Hassler, J. F. Christ (eds.): Advances in Neurology, Vol. 40, pp. 515–521. Raven Press, New York 1984.

[17] Walters, J. R., M. D. Baring, J. M. Lakoski: Effects of ergolines on dopaminergic and serotonergic single unit activity. In: K. Fuxe, D. B. Calne (eds.): Dopaminergic Ergot Derivatives and Motor Function, pp. 207–221. Pergamon Press, Oxford 1979.

[18] White, F. J.: Comparative effects of LSD and lisuride: Clues to specific hallucinogenic drug actions. Pharmacol. Biochem. Behav. **24** (1986) 365–379.

Zusammenfassung der Diskussion

Przuntek: Kann man, wenn die Geschwindigkeit des Anflutens von Lisurid Übelkeit erzeugt, kein Retard-Präparat herstellen? Das würde die Therapie wesentlich erleichtern. Schneider, Frankfurt, und andere Autoren geben Dopa möglichst eine Stunde vor dem Essen, Sie empfehlen die Einnahme von Lisurid mit der Mahlzeit, was das Leben für den Parkinson-Patienten sehr schwer macht.

Horowski: Das Problem ist, jede Retardierung scheint die Bioverfügbarkeit zu reduzieren. Bei Parkinson-Patienten im frühen Stadium der Erkrankung würde ich keine Probleme mit der Einnahme von L-Dopa zur Mahlzeit sehen. Das Problem ist wohl die große und eiweißreiche Mahlzeit, weil dann andere neutrale Aminosäuren mit der Aufnahme von Dopa in das Gehirn konkurrieren können. Eine andere Möglichkeit ist, initial Domperidon hinzuzugeben; und eine weitere Möglichkeit, von der klinisch tatsächlich Gebrauch gemacht wird, ist das sehr vorsichtige Titrieren. Bei unseren Untersuchungen zur Infusionstherapie haben wir gesehen, daß die Nebenwirkungen nicht vom Plasmaspiegel, sondern von der Anflutungsgeschwindigkeit abhängig sind. Trotz sehr viel höherer, langfristig aufrechterhaltener Plasmaspiegel traten bei der subcutanen Dauerinfusion nur initial Übelkeit und Erbrechen auf.

Mertens: Lisurid setzt sich in seiner Wirkung durch, auch wenn Antagonisten, wie zum Beispiel Peridole, gegeben werden. Ergibt sich da nicht eine neue Indikation? Lisurid scheint auch ungünstige Nebenwirkungen zu haben und psychotisch zu wirken. Gibt es weitere Erfahrungen darüber, ob sich unter einer Kombinationstherapie unter Umständen günstige Aspekte ergeben?

Horowski: Bei Neuroleptika-Intoxikationen kann Lisurid durch die hohe Rezeptoraffinität besser als andere Dopamin-Agonisten oder dopaminerge Substanzen verdrängen. Hier ergeben sich sicherlich Indikationen, jedoch nicht bei extrapyramidalen Störungen im Rahmen einer Schizophrenie, denn bei diesen Patienten ist zu befürchten, daß durch jede dopaminerge Therapie die Psychose verschlechtert wird. Die Frage, inwieweit Psychosen durch Substanzen wie zum Beispiel Clozapin kontrollierbar sind, wird derzeit diskutiert. Studien sind hier in Vorbereitung.

Weisner: Herr Riederer, Sie hatten ein Schema zur Fe^{2+}-Wirkung auf die Tyrosinhydroxylase gezeigt. Wird dieses Therapieschema von Birkmayer bereits angewandt, und wie ist die intrazerebrale Konzentrationserhöhung von Fe^{2+} zu beurteilen, das ja sehr rasch in Fe^{3+} umgewandelt werden müßte? Tritt überhaupt eine Wirkung ein, oder ist eine vermehrte Ablagerung zu erwarten?

Riederer: Der Mechanismus der Eisentherapie ist, so glaube ich, nicht geklärt. Möglicherweise hat Oxyferriscorbone einen Effekt auf die Tyrosinhydroxylase, jedoch primär auf die periphere Tyrosinhydroxylase im Nebennierenmark. Man kann zeigen, daß unter Eisentherapie Metaboliten aus dem Katecholaminstoffwechsel, zum Beispiel Homovanillinsäure, signifikant ansteigen. Eine andere Frage ist, ob überhaupt die Möglichkeit besteht, daß Eisen in das Gehirn gelangt. Hier besteht die Diskrepanz, daß im Gehirn genug davon vorhanden ist, wie nicht nur biochemische post mortem Untersuchungen, sondern auch NMR-Studien nachgewiesen haben. In der nigrostriären Region gibt es erhöhte Eisenkonzentrationen. Die Vermutung liegt nahe, daß zusätzliches Eisen nur zu einem sehr geringen Prozentsatz, wenn überhaupt, durch die Blut-Hirnschranke in das Gehirn gelangt. Diese Möglichkeit besteht, und man müßte annehmen, daß dieses Eisen auf defizitäre intrazerebrale Eisenkompartimente trifft, die man mit dem MRI oder post mortem nicht nachweisen kann. Ich halte diese Möglichkeit für nicht sehr wahrscheinlich. Klinische Studien von Birkmayer, Danielczyk und Frau Ulm haben gezeigt, daß diese Therapie sehr unterschiedliche Erfolge hat. Birkmayer hat in 22% sehr gute Erfolge, mäßigere Erfolge in 40% und kein therapeutisches Ansprechen in dem übrigen Krankengut. Danielczyk hat einmal gesagt, Eisen ist kein klassisches Anti-Parkinson-Mittel. Es belebt den Menschen, es aktiviert ihn, und es wirkt sicherlich auf Patienten, die eine Eisenmangelanämie haben.

Fischer: Auf dem Frankfurter Parkinson-Symposium bestand eigentlich Einigkeit darüber, daß es gilt, zunächst einmal weitere klinische Erfahrungen mit der Eisentherapie zu sammeln, um zu sehen, welche Effekte sich hier klinisch objektivieren lassen, über welchen Zeitraum und bei welchen Patienten. Sollte sich dabei ein Effekt nur bei einer Gruppe herausstellen, müßte man erneut fragen, wie man das, auch theoretisch, erklären kann. Der einfache Rückschluß aus Therapieergebnissen auf eine Substitution eines Eisenmangels scheint mir obsolet.

Riederer: Wir haben in vitro-Untersuchungen mit verschiedenen Eisenpräparaten gemacht. Sie sind, allerdings in hohen Konzentrationen, recht gute MAO-Hemmer.

Weisner: Ich hätte erwartet, daß die Tyrosinhydroxylase in ihrer Aktivität hoch ist, während sie in ihrer Konzentration gesenkt ist. Wie kann man die Aktivität da noch mit Eisen steigern?

Riederer: Man kann in vitro noch Eisen zuführen und nochmals die Hydroxylase-Aktivität steigern. Die Tyrosinhydroxylase ist für solche zusätzlichen Stimuli durchaus gut empfänglich. Auch wenn man Tetrahydrobiopterin oder Eisenpräparate zusetzt oder den Sauerstoff-Tonus erhöht, kann man noch Steigerungen der Aktivität erreichen. Ob das Enzym in vivo optimal mit Eisen, Tetrahydrobiopterin und Sauerstoff versorgt wird und schon die optimale, nicht mehr steigerungsfähige Aktivität besitzt, kann ich nicht sagen. Viele dieser Untersuchungen sind nur in vitro durchführbar.

Przuntek: Ist eine Steigerung der Tyrosinhydroxylase bei Parkinson-Patienten wünschenswert? Oder ist es eher wünschenswert, die Tyrosinhydroxylase eher zu hemmen und daß die Therapie nach oder mit dem Dopa-Schritt und mit Dopaminergika einsetzen sollte?

Riederer: Ich halte eine Steigerung der Tyrosinhydroxylase-Aktivität für wünschenswert, um die Dopa-Zufuhr weiter zu senken und die endogene Dopa-Synthese zu fördern. Damit besteht gleichzeitig die Möglichkeit, daß Feedback-Mechanismen, die dann wahrscheinlich wieder besser funktionieren, zu einem funktionierenden neuronalen System führen, bei dem man klinisch vielleicht weniger On-off-Effekte, weniger Fluktuationen sieht. Mir scheint, daß gerade die On-off-Effekte und die Fluktuationen etwas sind, was man direkt auf fehlende Feedback-Regulation zurückführen kann, und die wird ja ständig durch die Dopa-Zufuhr unterbrochen.

Weisner: Es wurde gesagt, man müßte, zumindest theoretisch, mit Lisurid auskommen können und dann auf das Dopa in der Parkinson-Therapie verzichten können sollen. Unsere Erfahrung ist, daß wir bei Patienten mit malignem neuroleptischen Syndrom mit sehr hochdosierter Monotherapie und intravenöser Gabe von bis zu 6 mg pro Tag auskommen. Bei Parkinson-Patienten können wir selbst bei subkutaner Applikation nicht völlig ohne Dopa auskommen. Könnte es in Analogie zu den Tierexperimenten so sein, daß das Verhalten von Parkinson-Patienten anders ist als bei Parkinson-Mäusen?

Horowski: Ja, es gibt diesen Unterschied, der erklären mag, warum Lisurid bei manchen neurologischen Syndromen wirksam ist und Bromocriptin nicht. Aber wir sehen auch, daß ein guter Anteil der Patienten mindestens eine kleine Menge von exogenem L-Dopa benötigt. Dies bestätigt Ihre Erfahrung, und wir wissen nicht, warum dies so ist. Eine gängige Erklärung ist, daß D-1 Rezeptoren an diesem Vorgang beteiligt sind; davon bin ich nicht überzeugt. Zur Zeit ist eine Kombinationstherapie nicht nur bei Patienten im Frühstadium, sondern auch, wenn man Patienten in sehr fortgeschrittenen Stadien parenteral behandelt, sicherlich günstiger.

Schneider: Es wurden ja interessante Beobachtungen bei Patienten mit MPTP-Intoxikationen gemacht, und da hat sich ja gezeigt, daß L-Dopa die einzige wirklich wirksame Substanz ist und Bromocriptin und Amantadin völlig versagt haben. Gibt es Mitteilungen darüber, ob Lisurid hier einen Effekt hat?

Horowski: In der ersten großen Publikation zu diesem Thema wird von zwei Patienten berichtet, die eine so schwere Parkinson-Symptomatik hatten, daß sie nicht nur L-Dopa, sondern zusätzlich Lisurid benötigten. Das spricht dafür, daß Lisurid zumindest hier wirksam war. Andere Erfahrungen haben wir nicht.

Birnberger: Wie mißt man eigentlich den Denervierungsgrad? Kann man grundsätzlich sagen, wie sich die Grundkrankheit und eine Dopa-Therapie auf die Zahl der Dopa-Rezeptoren auswirkt?

Riederer: Den Denervierungsgrad mißt man neuropathologisch, indem man Zellausfälle histologisch quantifiziert und bewertet. Die Untersuchung wird in denselben Autopsiestudien durchgeführt wie die biochemischen Untersuchungen. Durch hochdosierte Dopa-Zufuhr senkt man primär die Bindungszahl. Hier ist ein Herunterregulieren der Bindungsdichte, eine sogenannte down-Regulation, zu erwarten, insbesondere bei hohen Dosierungen und Kombination von Dopa mit dopaminergen Agonisten in hoher Konzentration. Eventuell tritt ein Desensitivierungsblock auf, bei dem der Rezeptor unter Umständen überhaupt nicht mehr reagiert. Ich denke, es ist daher besser, mehrere Medikamente gleichzeitig und in relativ niedriger Dosierung zu geben. Damit erreicht man vielleicht mehrere Kompartimente, zum Beispiel ein präsynaptisches Kompartiment primär mit Dopa, und durch Einsatz von MAO-Hemmern und Lisurid können Sie jedes einzelne Medikament in seiner Dosierung senken. Damit wird sozusagen das Wirkprofil auf das ganze System verteilt und nicht nur auf einen speziellen biochemischen Mechanismus konzentriert.

Müller: Ist die Dosisabhängigkeit bezüglich der lokomotorischen Aktivität linear?

Wachtel: Wir haben Dosierungen von weniger als 25 Mikrogramm/kg untersucht und sehen auch da noch eine leichtere initiale Hemmung, also einen biphasischen Verlauf. Ab einer Dosis von 100 Mikrogramm/kg kann man sagen, daß die präsynaptische Wirkung dann glatt durch den postsynaptischen Effekt überspielt wird. Sowohl die erhöhte Empfindlichkeit der präsynaptischen Rezeptoren gegenüber der Bindung von Lisurid als auch ein kinetisches Phänomen scheint hier eine Rolle zu spielen. Bei einer raschen und hohen Anflutung sieht man also sofort die postsynaptische Wirkung; hier sind also zwei Dinge beteiligt.

Klinische Prüfung der oralen Lisurid-Therapie bei Morbus Parkinson

B. Frieling

Einleitung

Lisurid ist ein halbsynthetisches Mutterkornderivat aus der Reihe der 8-α-Ergoline. Von seinen vielfältigen pharmakologischen Eigenschaften (Übersicht bei Horowski und Wachtel in diesem Buch) ist für die klinische Anwendung beim Morbus Parkinson fast ausschließlich die starke Wirkung auf die striatalen Dopamin-Rezeptoren von Bedeutung. Wie bei allen neuen Medikamenten wurden nach Abschluß der pharmakologischen Charakterisierung mit Lisurid vielfältige klinische Studien durchgeführt wie z. B. Dosisfindungsstudien, in denen die Lisurid-Dosis so lange gesteigert wurde, bis Nebenwirkungen auftraten, kontrollierte, teilweise doppelblinde Studien gegen Placebo, L-Dopa, Bromocriptin und Pergolid sowie offene Fallkontrollstudien, in denen die Ergebnisse der kontrollierten Studien an größeren Kollektiven und über längere Zeiträume überprüft wurden.

Die Parkinson-Symptomatik wurde wie üblich nach den verschiedenen klinischen Bewertungsskalen wie z. B. Birkmayer-Neumayer-Skala (BNS), Webster Rating Scale (WRS), Columbia University Rating Scale (CURS), New York University Disability Scale (NYU), Northwestern University Disability Scale (NUDS), Kings College Hospital Scale (KCH) bewertet. Diese verschiedenen Skalen erfassen zwar unterschiedliche Aspekte und Symptome und sind deswegen nicht absolut gleichzusetzen, aber es herrscht die Ansicht vor, daß mit solchen Skalen der klinische Gesamteindruck zutreffender bewertet werden kann als mit objektiven Messungen einzelner motorischer Leistungen, die daher in den Lisurid-Prüfungen auch nur selten durchgeführt wurden. Fluktuationen der Beweglichkeit und Dyskinesien wurden gesondert bewertet, da sie mit den obengenannten Skalen nicht zutreffend erfaßt werden können [11, 22, 34].

Im folgenden werden einige wichtige Studien ausführlicher besprochen. Daran schließt eine zusammenfassende Würdigung des Gesamtergebnisses der klinischen Prüfung von Lisurid in der oralen Therapie des Morbus Parkinson an.

Die klinische Anti-Parkinson-Wirkung von Lisurid wurde erstmals von Schachter et al. [52, 53] beschrieben. An 10 schwerbehinderten Parkinson-Patienten (Stadium

III bis V nach Hoehn & Yahr) im Alter von 50 bis 71 Jahren mit einer mittleren Erkrankungsdauer von 17 Jahren wurde geprüft, ob sich Bromocriptin durch Lisurid ersetzen läßt. Zu Beginn der Studie lag die durchschnittliche L-Dopa-Dosis bei 920 mg und die Bromocriptin-Dosis bei 45 mg. Lisurid wurde stufenweise um 0,2 mg täglich gesteigert und dafür Bromocriptin um 5 mg reduziert. Um Übelkeit zu verhindern, wurde in der Anfangsphase 30 Minuten vor jeder Einnahme 20 mg Domperidon (ein peripherer Dopamin-Antagonist) als Antiemetikum gegeben. Nachdem Bromocriptin durch eine mittlere Lisurid-Dosis von 2,6 mg vollständig ersetzt war, hatte sich der Disability Score von 14 auf 11,5 reduziert. Bei der Hälfte der Patienten hatten sich auch die Dyskinesien gebessert. Nach weiterer Dosissteigerung von Lisurid auf im Mittel 3,5 mg (1,2–4,8 mg) und einer L-Dopa-Dosisreduktion auf im Mittel 710 mg kam es zu einer weiteren leichten Besserung, die über 9 Monate anhielt. Dosislimitierende Nebenwirkungen waren vor allem gastrointestinaler und neuropsychiatrischer Natur. Leichte Blutdruckabfälle führten nur bei einem Patienten zu klinischen Symptomen.

Ein Doppelblindvergleich mit Placebo wurde von Gopinathan et al. [16] durchgeführt. Die 20 Patienten im Alter von 19 bis 73 Jahren mit einer mittleren Erkrankungsdauer von 8,2 Jahren waren auf eine konventionelle Anti-Parkinson-Medikation (im Mittel 858,5 mg L-Dopa) eingestellt, die während der ganzen Untersuchung unverändert blieb. Lisurid wurde innerhalb von 30 Tagen stufenweise gesteigert, bis Nebenwirkungen auftraten bzw. die willkürlich gewählte Obergrenze von 5 mg täglich erreicht war. Danach folgte eine 10tägige Placebophase. Bei den Patienten, die die Studie beendeten (2 Dropouts wegen Verwirrtheit), betrug die durchschnittliche Tagesdosis 4,65 mg. Gegenüber der Placebo-Phase ergab sich klinisch eine signifikante Besserung sowohl im Gesamt-Score der Columbia University Rating Scale als auch bei den Einzelsymptomen Akinese, Rigidität, Körperhaltung, Fingergeschicklichkeit, Gesichtsausdruck und Sprache. Objektive Messungen der motorischen Funktion (Reaktions- und Bewegungszeiten) zeigten ebenfalls eine Verbesserung an. Als Nebenwirkung traten bei 8 Patienten gastrointestinale Symptome, bei 11 Leeregefühl im Kopf, bei 9 Patienten Schläfrigkeit und bei 6 psychopathologische Symptome auf. Hierbei ist aber zu bedenken, daß die Dosis sehr rasch gesteigert worden war.

Zur Dosiswirkungsbeziehung von Lisurid in Kombination mit L-Dopa führten Agnoli und Mitarbeiter [1] eine offene Vergleichsstudie gegen Bromocriptin durch. Die 14 Parkinson-Patienten im Alter von 53 bis 72 Jahren mit einer mittleren Krankheitsdauer von 4 bis 10 Jahren hatten einen fortgeschrittenen Morbus Parkinson (Stadium III und IV nach Hoehn & Yahr) mit nachlassender L-Dopa-Wirkung, aber ohne Fluktuationen der Beweglichkeit. Innerhalb von 20 Tagen wurde die Dosis von Lisurid bzw. Bromocriptin soweit erhöht, bis die maximal wirksame, aber noch verträgliche Dosis ermittelt war. Es zeigte sich, daß die Kombination von Bromocriptin bzw. Lisurid mit L-Dopa zu einer dosisabhängigen Besserung aller Kardinalsymptome des Morbus Parkinson führt. Nach 3 Monaten mit einer gleichbleibenden Wirkung lag die Lisurid-Dosis in einem Fall bei 2 mg, in drei Fällen bei 3 mg und in den restlichen Fällen bei 4 mg. Die Begleitmedikation sollte während der ganzen Studie unverändert bleiben. Im Prinzip war die Wirkung bei beiden Dopamin-Agonisten vergleichbar, auch wenn unter Lisurid die Besserungsrate tendenziell etwas größer ausfiel (Abb. 1). Dosislimitierende Nebenwirkungen waren für Lisurid überwiegend Übelkeit und Erbrechen, während es unter Bromocriptin vorwiegend Psychosen und orthostatische Hypotonie waren. In zu hoher Dosierung führten beide Substanzen außerdem zu Dyskinesien. Ähnliche Untersuchungen, teilweise auch ohne gleichzeitige L-Dopa-Gabe, von Ruggieri et al. [49] führten im Prinzip zum gleichen Ergebnis.

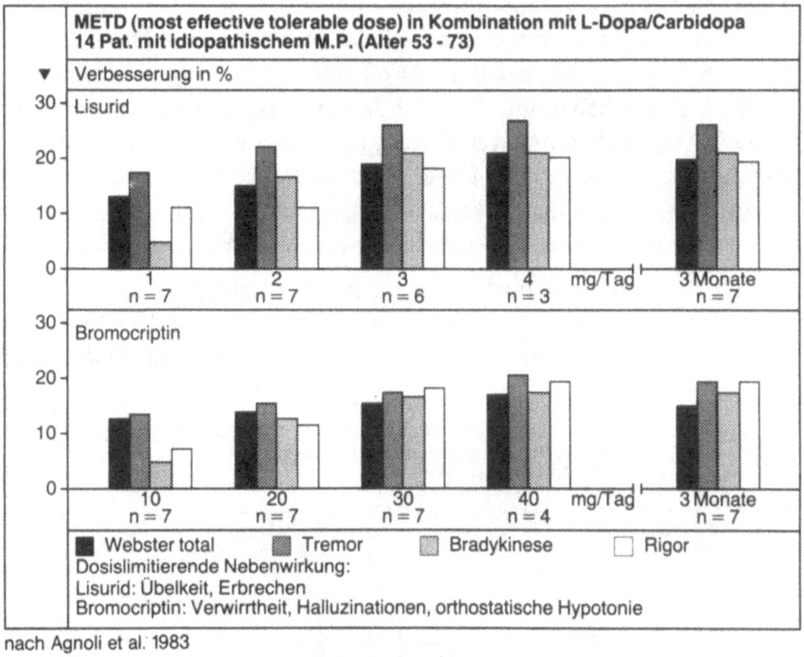

Abb. 1 Lisurid zeigt in Kombination mit L-Dopa eine deutliche und dosisabhängige Wirkung auf alle Kardinalsymptome des Morbus Parkinson [1].

Der Einfluß der Erkrankungsdauer auf die Wirkung von Lisurid wurde von Birkmayer und Riederer [2] untersucht. Die Patienten mit einem „malignen" Krankheitsverlauf, d. h. einem schlechten Ansprechen auf L-Dopa und rascher Progredienz, zeigten sowohl unter L-Dopa alleine als auch unter Lisurid/L-Dopa nur eine minimale Verbesserung der Parkinson-Symptomatik um jeweils 10%. Bei den Fällen mit „benignem" Parkinsonismus, die gut auf die L-Dopa angesprochen hatten, führte die zusätzliche Gabe von Lisurid (0,6 – 1,2 mg/die) unabhängig von der Erkrankungsdauer (5 – 20 Jahre) zu einer weiteren Verbesserung der Parkinson-Symptomatik um 21 bis 26%. Gleichzeitig konnte die L-Dopa + Benserazid-Kombination um 30 bis 40% reduziert werden, und es wurden außerdem die Fluktuationen der Beweglichkeit gemildert oder ganz beseitigt. Nebenwirkungen waren hauptsächlich Dyskinesien, toxisches Delir und orthostatische Hypotension. Die Studiendauer betrug 12 – 24 Monate.

Die Wirkung von Lisurid auf Fluktuationen der Beweglichkeit wurde insbesondere von Lieberman et al. [30 – 33] untersucht. Die insgesamt 63 Patienten mit Parkinson im Stadium III bis IV waren im Mittel 65,2 Jahre alt. Die mittlere Krankheitsdauer betrug 11,3 Jahre, die mittlere L-Dopa-Dosis lag bei 1.005 mg und die Dauer der L-Dopa-Behandlung bei 8,2 Jahren. Lisurid wurde in einer Anfangsdosis von 0,1 mg täglich oral verabreicht und jeden 4. Tag um 0,1 bis 0,4 mg bis zur optimalen Dosis gesteigert. Unter einer mittleren Tagesdosis von 2,6 mg (0,2 bis 5,0 mg) besserte sich die Parkinson-Symptomatik in der „on"-Phase um 34%. 59% der Patienten verbesserten sich in der Hoehn & Yahr-Skala um 1 Stadium.

Bei den 40 Patienten mit Fluktuationen der Beweglichkeit nahm die Zahl der „on"-Stunden im Durchschnitt um 96% von täglich 5,5 auf 10,8 Stunden zu. Die verbleibenden „off"-Phasen verbesserten sich von 61,3 auf 51,4 Punkte. Alle

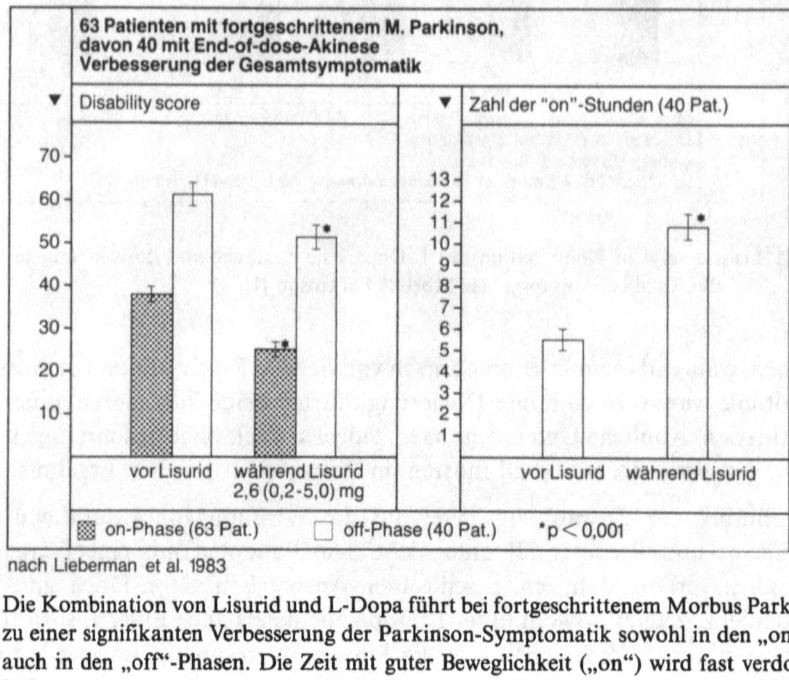

Abb. 2 Die Kombination von Lisurid und L-Dopa führt bei fortgeschrittenem Morbus Parkinson zu einer signifikanten Verbesserung der Parkinson-Symptomatik sowohl in den „on"- als auch in den „off"-Phasen. Die Zeit mit guter Beweglichkeit („on") wird fast verdoppelt [33].

Verbesserungen waren hoch signifikant. (Abb. 2) Dieses Ergebnis wird von Lieberman als besonders bemerkenswert angesehen, da andere Therapiemöglichkeiten weitgehend ausgeschöpft gewesen waren.

25 der Patienten mit Fluktuationen der Beweglichkeit waren vor Lisurid schon einmal auf Bromocriptin eingestellt gewesen, das aber in einem Drittel der Fälle wegen Nebenwirkungen und in zwei Dritteln wegen abnehmender Wirksamkeit nach einiger Zeit wieder abgesetzt werden mußte. Obwohl die Krankheit zum Zeitpunkt der Lisurid-Therapie im Mittel um 3 Jahre weiter fortgeschritten war, was sich auch in den deutlich schlechteren Ausgangsbedingungen widerspiegelt, war die relative Besserung in der NYU-Disability-Scale mit der vorher durch Bromocriptin erreichten vergleichbar. Dagegen wurde die Zahl der „on"-Stunden unter Lisurid mit + 128% deutlich stärker als unter Bromocriptin (+ 33%) vermehrt. (Abb. 3) Exogene Psychosen hatten unter Bromocriptin 11, unter Lisurid dagegen nur 5 der Patienten. Bezüglich der orthostatischen Hypotonie war Bromocriptin, hinsichtlich der Dyskinesien Lisurid stärker betroffen [30, 32].

Eine vergleichbare Betrachtung der 25 Patienten, die vor oder nach Lisurid auch auf Pergolid eingestellt worden waren, ergab keine signifikanten Unterschiede zwischen diesen beiden Dopamin-Agonisten [30, 33].

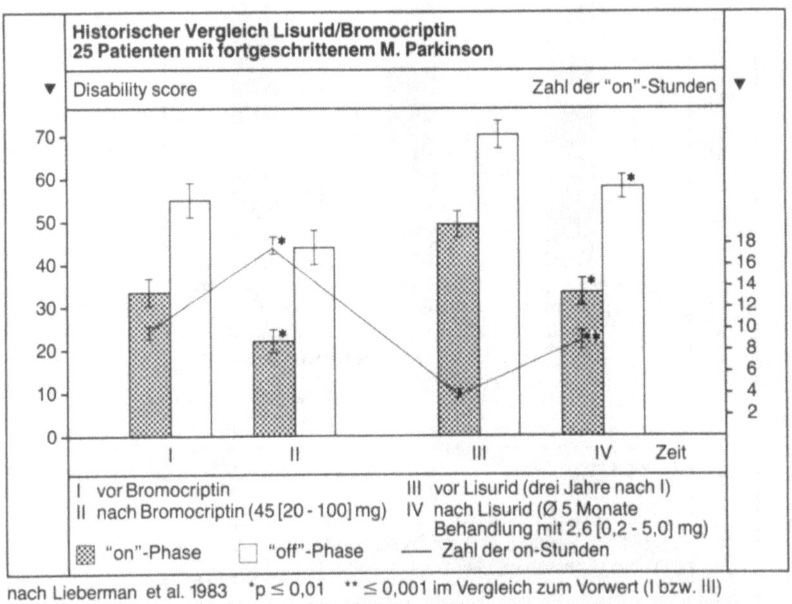

Abb. 3 Lisurid führt auch bei Patienten, bei denen Bromocriptin wegen Nebenwirkungen oder mangelnder Wirksamkeit abgesetzt wurde, zu einer deutlichen und signifikanten Verbesserung der Parkinson-Symptomatik sowohl in den „on"- als auch in den „off"-Phasen. Die Zeit guter Beweglichkeit („on") wird mehr als verdoppelt [32].

Zur Frage, ob die zusätzliche Gabe von Lisurid Vorteile gegenüber einer Dosiserhöhung der L-Dopa-Basismedikation bringt, führten Rabey et al. [44] eine Studie bei Patienten mit fortgeschrittenem Morbus Parkinson, nachlassender L-Dopa-Wirkung, Fluktuationen der Beweglichkeit und/oder Dyskinesien durch. Die zusätzliche Gabe von 0,4 bis 5 mg Lisurid zu einer konstant gehaltenen L-Dopa-Dosis von 590 mg ergab eine deutliche und hochsignifikante Verbesserung des Gesamt-Scores der CURS sowie der Teil-Scores für Bradykinese, Rigor und Gangbild. Im Vergleich mit der L-Dopa-Monotherapiegruppe, in der die L-Dopa-Dosis von 531 auf 788 mg erhöht worden war, zeigte sich hierin kein Unterschied. Deutliche und signifikante Vorteile für die Kombination L-Dopa + Lisurid

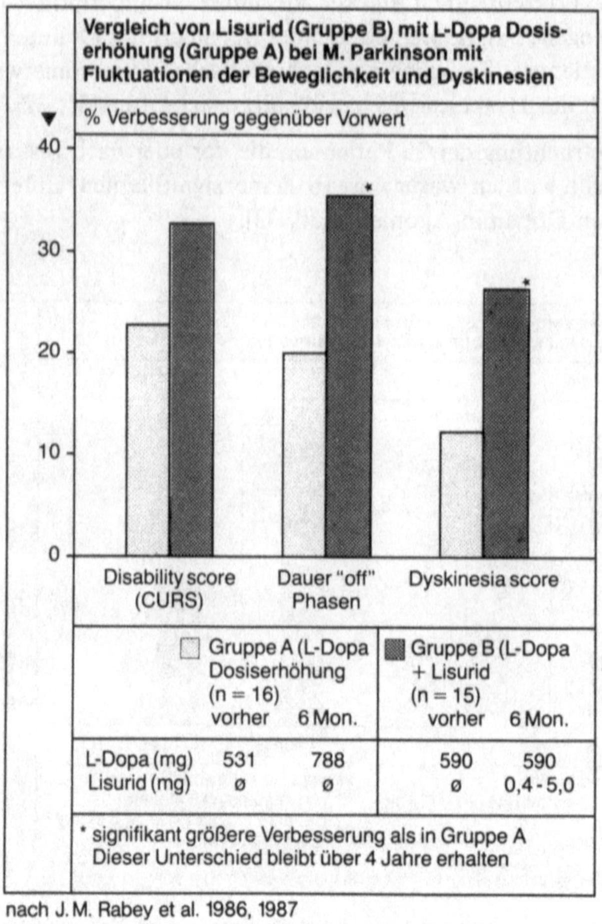

Abb. 4 Die Kombination von Lisurid und L-Dopa weist hinsichtlich Reduktion von Fluktuationen der Beweglichkeit und Dyskinesien signifikante Vorteile gegenüber einer hochdosierten L-Dopa-Therapie auf, die auch über 4 Jahre erhalten bleiben [43, 44].

ergaben sich jedoch hinsichtlich der Reduktion von „off"-Phasen und Dyskinesien. (Abb. 4) Für je 10 Patienten aus beiden Gruppen liegen inzwischen die Daten über eine 4jährige Behandlungsdauer vor [43]. Auch nach dieser langen Zeit waren die Ergebnisse in beiden Gruppen hinsichtlich des Gesamtscores der CURS sowie Bradykinese, Rigor und Gangbild vergleichbar, jedoch hatten die mit 0,6 – 2,0 mg Lisurid behandelten Patienten immer noch deutlich weniger „off"-Phasen und Dyskinesien als die Gruppe mit L-Dopa-Monotherapie.

Lisurid ist darüber hinaus der erste und bisher einzige Dopaminagonist, für den in einer randomisierten 4-Jahresstudie nachgewiesen werden konnte, daß bei frühzeitiger Kombination mit L-Dopa das Risiko der Entwicklung von Fluktuationen der Beweglichkeit und Dyskinesien im Vergleich zu einer L-Dopa-Monotherapie deutlich und hochsignifikant vermindert ist. Diese Studie von Rinne [48] sowie die umfangreichen Erfahrungen von G. Ulm [57, 58] mit mehr als 200 Patienten werden in den beiden folgenden Beiträgen dieses Buches noch ausführlich dargestellt.

Eine Gesamtübersicht über die Methodologie und die wichtigsten Ergebnisse der bis Anfang 1988 berichteten Studien zur oralen Anwendung von Lisurid bei Morbus Parkinson enthalten die Tabellen 1 bis 4 im Anhang.

Zusammenfassung

Insgesamt wurde die orale Lisurid-Therapie an mehr als 900 Patienten geprüft. Davon hatten über 700 Patienten einen mittleren bis fortgeschrittenen Morbus Parkinson, häufig mit nachlassender L-Dopa-Wirkung, Fluktuationen der Beweglichkeit und Dyskinesien. In ca. 200 Fällen lag ein beginnender Morbus Parkinson ohne längere L-Dopa-Vorbehandlung vor.

Lisurid bei fortgeschrittenem Morbus Parkinson

Bei den Patienten mit fortgeschrittenem Morbus Parkinson und Fluktuationen der Beweglichkeit und Dyskinesien wurde Lisurid meist zusätzlich zu der vorher bestehenden Parkinson-Medikation gegeben. Dabei wurde es im Laufe der verschiedenen Studien mit allen gängigen Parkinson-Mitteln kombiniert, ohne daß ungewöhnliche Interaktionen bekannt geworden sind. Häufig, vor allem in den Dosisfindungsstudien, wurde die Dosis rasch um 0,1 bis 0,4 mg pro Tag gesteigert. In 15% der Studien, zu denen vor allem die älteren gehören, lag die mittlere Tagesdosis mit 3,0 bis 5,0 mg recht hoch, was ebenso wie eine schnelle Dosissteigerung zu vermehrten Nebenwirkungen führte. Die höchsten bekanntgewordenen

Tagesdosen lagen bei 16–17 mg [27, 29]. In der Mehrzahl der Studien, vor allem aus neuerer Zeit, lag die mittlere Dosis zwischen 0,4 und 1,6 mg/Tag, die meist auf 3 bis 4 Einzeldosen verteilt wurde.

Während Lieberman [30, 31] und Leiguarda [26] durch eine hochdosierte Lisurid-Monotherapie (bis 6,4 mg/die) die L-Dopa-Standardtherapie zumindest für kurze Zeit ohne Wirkungsverlust ersetzen konnten, fanden andere Autoren, daß eine Lisurid-Monotherapie beim fortgeschrittenen Parkinson im allgemeinen nicht ausreichend wirksam ist, wobei allerdings etwas niedrigere Dosen verwendet wurden [46, 52, 53]. In den meisten Studien ist daher Lisurid in Kombination mit L-Dopa + Decarboxylasehemmer angewendet worden. Während in einigen Untersuchungen die L-Dopa-Dosis konstant gehalten werden sollte [1, 10, 16, 21, 25, 35, 44, 47, 49, 52, 53], konnte sie in anderen um bis zu 50% gesenkt werden [2, 6, 20, 30, 36, 46, 54, 57, 58].

Hinsichtlich der Parkinson-Symptomatik, wie sie mit den verschiedenen Bewertungsskalen gemessen wird, ergab sich in der Mehrzahl dieser Studien eine deutliche Verbesserung um 20 bis 60% [1, 10, 16, 20, 21, 26, 36, 39, 44, 54, 57, 58]. Dabei wurden alle wesentlichen Symptome des Parkinson, wie Akinese, Rigor, Haltung, Gangbild, Fingerfertigkeit, Mimik und Sprache, gebessert.

Beim Tremor waren die Befunde uneinheitlich. Während ein Teil der Prüfer berichtete, daß gerade der Tremor besonders gut beeinflußt wird [1, 47, 49], beobachteten andere im Vergleich zu den übrigen Symptomen nur einen geringen Einfluß auf den Tremor [35, 44, 46, 58]. Wahrscheinlich sind diese Widersprüche nicht auf das Lisurid, sondern auf Unterschiede in den Patientenpopulationen und der anticholinergen Begleitmedikation zurückzuführen.

Neben der guten Wirkung auf die Parkinson-Symptomatik wird von verschiedenen Autoren die deutliche Reduktion von Fluktuationen der Beweglichkeit wie z. B. End-of-dose-Akinesen und wearing-off hervorgehoben [2, 8, 10, 14, 20, 30–33, 43, 44, 51, 57, 58].

Aufgrund seiner dopaminergen Aktivität ist zu erwarten, daß Lisurid Dystonien, die durch einen Mangel an dopaminerger Stimulation hervorgerufen werden, vermindert und Dyskinesien, die auf einer übermäßigen dopaminergen Stimulation beruhen, verstärkt. In Abhängigkeit von Ausgangslage und Dosierung wurde daher teilweise über Dyskinesien als Nebenwirkung berichtet [1, 2, 8, 25, 26, 32, 49, 57]. In anderen Fällen kam es dagegen zu einer Abnahme von Dyskinesien und Dystonien [1, 2, 8, 43, 44, 51, 58]. Dieser Effekt ist nach Ansicht einiger Autoren zum Teil auf die durch Lisurid mögliche L-Dopa-Dosisreduktion zurückzuführen. Es konnte jedoch gezeigt werden, daß Lisurid auch unabhängig davon einen günstigen Effekt auf Dyskinesien hat [1, 41, 42]. Dies gilt im Unterschied zu Bromocriptin in Einzelfällen auch für andere extrapyramidal motorische Syndrome, wie Meige disease, Chorea Huntington, fokale Dystonien, Torticollis sowie verschiedene Formen des Myoclonus, wobei bei letzterem wohl auch die serotoninergen Eigenschaften von Lisurid eine Rolle spielen [5, 12, 13, 24, 27, 29, 37, 40].

Die Wirkung von Lisurid in der Kombination mit L-Dopa hält über lange Zeiträume an. Es liegen entsprechende Daten von 2 bis zur Zeit über 4 Jahre vor [20, 30, 43, 48, 51, 54]. Dagegen scheint es bei Monotherapie zur Tachyphylaxie zu kommen [7, 26, 31, 48], wobei aber die Ansprechbarkeit auf L-Dopa erhalten bleibt [31, 48].

Lisurid bei beginnendem Parkinson

Die ca. 200 Patienten mit beginnendem Morbus Parkinson hatten vor Beginn der Lisurid-Studien meist nur für kurze Zeit oder überhaupt kein L-Dopa erhalten. Vielfach wurde daher eine Lisurid-Monotherapie versucht [7, 23, 35, 47, 50, 51, 54]. Die mittlere Dosis lag in 15% der Monotherapie-Studien bei 3 bis 4,5 mg, in 55% bei 1,6 bis 3 mg und den restlichen 30% bei 0,6 bis 1,6 mg. Die Parkinson-Symptomatik besserte sich im allgemeinen um 20 bis 40%. Obwohl sich mit einer Lisurid-Monotherapie im Einzelfall eine gute Besserung erzielen läßt, scheint für die Mehrzahl der Patienten die Wirkung nicht so gut wie die von L-Dopa [47, 48]. Langzeituntersuchungen [48, Rinne dieser Band] zeigen jedoch, daß die frühzeitige Kombinationstherapie mit Lisurid und L-Dopa gegenüber einer L-Dopa-Monotherapie bei gleicher akuter Besserung der Parkinson-Symptomatik das Risiko der Entwicklung eines L-Dopa-Langzeitsyndroms mit Dyskinesien und Fluktuationen der Beweglichkeit deutlich verringert.

Nebenwirkungen

Die dem Lisurid zugeschriebenen Nebenwirkungen sind qualitativ vergleichbar mit denen anderer dopaminerger Substanzen, wie L-Dopa, Amantadin und Bromocriptin. Sie sind im wesentlichen auf dopaminerge Wirkungen außerhalb des nigrostriatalen Systems zurückzuführen (55, siehe auch Beitrag von Horowski in diesem Buch).

Übelkeit und Erbrechen werden durch Stimulation von Dopamin-Rezeptoren in der Chemorezeptor-Triggerzone und im Gastrointestinal-Trakt ausgelöst und treten vor allem bei schneller Dosissteigerung auf. Üblicherweise entwickelt sich innerhalb von 8 bis 12 Wochen Toleranz, so daß sie sich mit vorsichtig einschleichender Dosierung weitgehend vermeiden lassen. Da gegenüber anderen Dopamin-Agonisten wie Bromocriptin, in geringerem Ausmaß auch gegenüber L-Dopa eine Kreuztoleranz besteht, ist Übelkeit im allgemeinen bei Patienten mit beginnendem Parkinson häufiger als in fortgeschrittenen Fällen. Periphere Dopamin-

Antagonisten, wie Domperidon (20 bis 60 mg/die), können Übelkeit und Erbrechen verhindern, ohne daß die Wirkung auf die Parkinson-Symptomatik leidet [41, 42, 52, 53, 55].

Eine häufige, aber meist nicht sehr ausgeprägte Nebenerscheinung zu Beginn der Therapie ist Sedierung oder Benommenheit. Sie tritt meist zusammen mit Übelkeit oder Hypotension, teilweise aber auch unabhängig davon auf. Bei zwei Suizidversuchen mit Lisurid war Somnolenz, die nach 24 Stunden ohne weitere Nachwirkungen abklang, das Hauptsymptom.

Eine weitere, vor allem zu Beginn der Therapie auftretende Nebenwirkung ist eine leichte Blutdrucksenkung. Bei empfindlichen Personen kann dies, vor allem bei hoher Dosierung, zu orthostatischer Dysregulation führen, zumal Parkinson-Patienten ohnehin einen niedrigen Blutdruck haben [55]. Auch hier entwickelt sich im allgemeinen nach einigen Monaten Toleranz, so daß in der Mehrzahl der Studien Hypotension kein besonderes Problem darstellte. Seltene Nebenwirkungen waren u. a. Kopfschmerz, Schwindel, Schlafstörungen, periphere Ödeme und Gewichtszunahme. Letzteres wurde teilweise durchaus begrüßt [44], da Parkinson-Patienten mit fortschreitender Erkrankung eher die Tendenz haben, Gewicht zu verlieren.

Nach längerer Behandlungsdauer können psychopathologische Störungen wie Alpträume, Halluzinationen, Paranoia und Verwirrtheit auftreten. Als Frühsymptom einer beginnenden Psychose ist vielfach eine verstärkte Traumtätigkeit angesehen worden. Exogene Psychosen nach Lisurid sind zwar meist innerhalb von 24 bis 48 Stunden nach Dosisreduktion oder Absetzen voll reversibel, können aber vor allem bei fortgeschrittenem Parkinson eine ausreichend hohe Dosierung unmöglich machen. Als Risikofaktoren werden angesehen: hohes Alter, weit fortgeschrittenes Krankheitsbild mit begleitender Demenz oder anderen hirnorganischen Veränderungen (Parkinson-plus), interkurrente Infekte, Dehydration sowie vor allem auch vergleichbare Episoden in der Anamnese [17, 55]. Letztere müssen zwar zu besonderer Vorsicht Anlaß geben, aber es sind auf der anderen Seite auch Fälle beschrieben worden, bei denen nach Einstellung auf Lisurid weniger Psychosen auftraten als unter der vorhergehenden Therapie [20, 32, Ulm et al. in diesem Buch].

Im allgemeinen spielt die Gesamtdosis an dopaminerger Medikation, d. h. nicht nur von Lisurid, sondern auch von L-Dopa, Amantadin und evtl. anderen DA-Agonisten, eine wichtige Rolle. Teilweise wurde auch vermutet, daß die Komedikation mit Anticholinergika einen ungünstigen Einfluß hat [30]. Im Zusammenhang mit der intravenösen oder subkutanen Anwendung ist in letzter Zeit vermehrt über Lisurid-induzierte Psychosen berichtet worden [3, 9, 15, 42, 56]. Dabei ist aber zu berücksichtigen, daß es sich um besondere schwer erkrankte Patienten handelte, und daß wesentlich höhere Lisuridplasmaspiegel als bei oraler Therapie erreicht werden. Auf die Bedingungen der oralen Therapie können diese Berichte nicht ohne weiteres übertragen werden [17, 18, Suchy et al. in diesem Buch].

Es sind bisher keine Fibrosierungserscheinungen, wie sie bei anderen Ergot-Derivaten beschrieben wurden [4, 45], oder organtoxische Effekte bzw. irreversible Nebenwirkungen bekannt geworden.

Lisurid im Vergleich mit anderen Dopaminagonisten

Vergleichsstudien mit den Dopamin-Agonisten Bromocriptin [1, 7, 8, 14, 21, 28, 32, 47, 49, 49, 53] und Pergolid [25, 29, 33, 47] ergaben keine signifikanten Unterschiede hinsichtlich Wirksamkeit und Verträglichkeit. Dabei muß aber berücksichtigt werden, daß aufgrund der geringen Fallzahlen in solchen Einzelstudien nur sehr große Unterschiede statistisch signifikant geworden wären.

Berücksichtigt man in einer studienübergreifenden Analyse daher auch nichtsignifikante Unterschiede, so zeigt sich in 8 der Vergleichsstudien mit Bromocriptin eine etwas bessere Wirksamkeit für Lisurid [1, 8, 14, 32, 47, 49, 53], während Bromocriptin in 2 Studien [7, 28] etwas besser und in einer [21] gleich wirksam war. Die hierin zum Ausdruck kommende Tendenz wird unterstrichen durch die Tatsache, daß in einigen der Fallkontrollstudien auch solche Patienten erfolgreich auf Lisurid eingestellt wurden, die vorher mit Bromocriptin nicht zufriedenstellend behandelt werden konnten [30, 58]. Hinsichtlich der Nebenwirkungen war Übelkeit in 7 Studien [1, 7, 8, 14, 21, 49, 49] unter Lisurid häufiger als unter Bromocriptin, während in zwei Studien [28, 47] die Häufigkeit gleich war. Hypotonie und orthostatische Dysregulation waren in 7 Studien [1, 7, 8, 21, 32, 49, 49] vor allem unter Bromocriptin ein Problem, während in einer Studie [14] Lisurid mehr und in einer weiteren beide gleich [47] betroffen waren. Dabei ist zu berücksichtigen, daß in diesen Stadien meist kein Domperidon gegeben wurde, mit dem sich periphere Nebenwirkungen wie Übelkeit und Erbrechen vermindern oder ganz vermeiden lassen [41, 42, 52, 53, 55]. Hinsichtlich des Risikos zentraler psychopathologischer Veränderungen müssen beide Substanzen als gleichwertig eingestuft werden, da in 4 Studien [7, 8, 14, 28] Lisurid und in 5 Studien Bromocriptin [1, 32, 47, 49, 49] die größere Häufigkeit zugeschrieben wird. Bei Umstellungen kann davon ausgegangen werden, daß 1 mg Lisurid im großen und ganzen 10 bis 15 mg Bromocriptin entspricht.

Anwendungsempfehlungen

Aus den Ergebnissen der klinischen Prüfung läßt sich schließen, daß Lisurid in allen Stadien des Morbus Parkinson eine hochwirksame und verträgliche Therapie ermöglicht. Entscheidend ist aber die geeignete Dosierung, die grundsätzlich individuell zu erfolgen hat. Die Kombination mit L-Dopa bringt in der Mehrzahl der Fälle eine größere Besserung als die Monotherapie. Zur Vermeidung von Nebenwirkungen sollte die Dosis vor allem zu Beginn der Erkrankung nur langsam gesteigert werden (z. B. um 0,1 mg/Woche). Bei Patienten, die mit anderen Dopaminagonisten vorbehandelt sind, ist die initiale Verträglichkeit besser, so daß unter Umständen eine schnellere Dosissteigerung möglich ist. Grundsätzlich sollten die Tabletten im Zusammenhang mit einer kleineren Mahlzeit oder Snack eingenommen werden. Bei auftretenden Nebenwirkungen sollte die Dosis vorerst nicht weiter erhöht werden, bis Toleranz gegenüber dieser Nebenwirkung eingetreten ist. Periphere Nebenwirkungen, vor allem Übelkeit und Erbrechen, lassen sich mit Domperidon (20–60 mg/die) vermeiden, ohne daß die Antiparkinson-Wirkung leidet. Wenn nach einiger Zeit Toleranz eingetreten ist, kann Domperidon allmählich abgesetzt werden. Bei psychopathologischen Veränderungen sollte die Dosis reduziert werden und die Höhe der Begleitmedikation überprüft werden. Für die Mehrzahl der Patienten dürfte die wirksame und verträgliche Dosis zwischen 0,6 und 2,0 mg/die liegen. In Einzelfällen können aber auch Dosierungen bis zu 5 mg/die und mehr notwendig und verträglich sein (Abb. 5).

- Therapie einschleichend beginnen (z. B. um 0,1 mg/Woche steigern)
- erste Einnahme möglichst abends
- immer mit einer Mahlzeit (z. B. Brötchen) einnehmen
- Tagesdosis auf 3–6 Einnahmen verteilen
- Dosis individuell nach Wirkung und Verträglichkeit einstellen (meist 0,6–2,0 mg)
- keine Dosiserhöhung, solange noch Nebenwirkungen bestehen
- Bei Übelkeit und Erbrechen evtl. vorübergehend Domperidon geben

Abb. 5 Empfehlungen zur Anwendung von Lisurid bei Morbus Parkinson

Anhang: Gesamtübersicht über die wichtigsten Ergebnisse der bis Anfang 1988 berichteten Studien zur oralen Anwendung von Lisurid bei Morbus Parkinson

Tabelle 1 Orale Anwendung von Lisurid bei Morbus Parkinson – Vergleich mit Placebo

Autor (Quelle)	Design	n	Alter (Jahre)	Dauer M.P./ L-Dopa (Jahre)	Dauer Studie (Monate)	Dosis Lisurid (mg)	Dosis L-Dopa prä/post (mg)	Rating Scale prä/Besserung in %
Gopinathan 1981 [16]	blind Observer Auslaßversuch	20	56,9	8,2/K.A.	1	4,65	858,5/ konst.	19,2/23 % (CURS mod.)

Tabelle 2 Orale Anwendung von Lisurid bei Morbus Parkinson – Vergleich mit L-Dopa

Autor (Quelle)	Design	n	Alter (Jahre)	Dauer M.P./ L-Dopa (Jahre)	Dauer Studie (Monate)	Dosis Lisurid (mg)	Dosis L-Dopa prä/post (mg)	Rating Scale prä/Besserung in %
Lieberman 1981 [31]	Historischer Vergleich Doppelblind Crossover mit Placebo	13	61,3	12,6/6,6	2	3,6 (1,6–5,0)	945/abgesetzt	36,8/16 % (NYU Scale)
Rabey 1986 1987 [43, 44]	Parallelgr. Vergleich L-Dopa/ Lisurid vs.	18 8 m	63 7 f	8,2/K.A.	6	0,4–5,0 (n = 15)	590/konst.	32,1/32 %
	L-Dopa-Dosiserhöhung	16 7 m	66 9 f	7		–	531/788	33,5/22 % (CURS)
Rinne 1988 [48]	Randomisiert Parallelgr. Lisurid	30	62,8	2,2/ unbeh.	4 Jahre (n = 5)	1,2	–/–	K.A./33 %
	Lisurid + L-Dopa (früh)	30	60,7	2,4/ unbeh.	4 Jahre (n = 27)	1,2	–/484	K.A./28 %
	L-Dopa	30	61,4	2,5/ unbeh.	4 Jahre (n = 25)	0	–/668	K.A./25 %
	Lisurid + L-Dopa (spät)	(21)	Nonresponder der Lisuridmonotherapie		≤ 4 Jahre (n = 20)	0,8	–/630	K.A./29 % (CURS)

K.A. ≙ Keine Angabe

Studienabbruch		Nebenwirkungen ohne Abbruch		Bemerkungen/Kommentare des Autors
Verwirrtheit	2	Psychiatr. Benommenheit Übelkeit Leeregefühl im Kopf	6 9 8 11	Alle Pat. hatten auch schon vor Lisurid Psychiatr. NW. schnelle Dosissteigerung Auch objektive Tests für Gang, Reaktionszeit signifikant verbessert unter Lisurid. Insgesamt Wirkspektrum vergleichbar mit L-Dopa.

Studienabbruch		Nebenwirkungen ohne Abbruch		Bemerkungen/Kommentare des Autors
Psychose Nausea	3 1	orthostatische Hypotension		Design: L-Dopa/No drug/Lisurid/Doppelblind Crossover vs. Placebo. Kein Patient hatte Fluktuationen, aber alle nachlassende Wirkung. 50 % der Patienten besser als unter L-Dopa. Unter Placebo bei allen Patienten Verschlechterung wegen nachlassender Wirkung.
Schwindel Akroparaesthesie keine	1 2	Verwirrtheit Schwindel Fingerparaesthesie K.A.	3 3 2	Im Gesamtscore unter L-Dopa/Lisurid gleiche Verbesserung wie bei L-Dopa. Dosiserhöhung um 48 %. Zeiten im „off" und Dyskinesiascore unter der Lisurid-Kombination signifikant stärker vermindert als unter L-Dopa. Gleiches gilt auch noch nach 4 Jahren Therapie. Insgesamt ist Lisurid wertvolles Adjuvans für die Langzeittherapie. Nebenwirkungen verschwinden nach Dosisreduktion.
Verwirrtheit Mang. Wirkung Verstorben Halluzination Verstorben Halluzination	1 21 3 3 5 1	Nausea Nausea Nausea	7	Lisurid/L-Dopa im Gesamtscore gleicher Effekt wie L-Dopa-Monotherapie aber ca. 30 % niedrigere L-Dopa-Dosis. Monotherapie muß bei meisten Patienten mit L-Dopa ergänzt werden. In allen Gruppen mit Lisurid, vor allem bei Monotherapie und früher Kombination nach 4 Jahren hochsignifikant weniger End-of-dose-Akinese und Peak-dose Dyskinesien. (Siehe Originalarbeit Rinne in diesem Buch.)

Tabelle 3 Orale Anwendung von Lisurid bei Morbus Parkinson – Fallkontrollstudien

Autor (Quelle)	n	Alter (Jahre)	Dauer M.P./ L-Dopa (Jahre)	Dauer Studie (Monate)	Dosis Lisurid (mg)	Dosis/L-Dopa prä/post (mg)	Rating Scale prä/Besserung in %
Itil 1980 [19]	11	K.A	K.A./K.A.	1,5	0,45–0,62	K.A./K.A.	(Global-impression: 8 Pat. deutl. besser)
Birkmayer 1983 [2]	12	58–78	5–10/6,5	17	0,6–1,2	300/–30–40 %	68,5/26 %
	14	61–79	10–15/9,5	12	0,6–1,2	300/–30–40 %	53,5/21 %
	14	64–86	15–20/7,4	14	0,6–1,2	300/–30–40 %	65,8/24 %
	12	56–62	1– 5/3,0	24	0,6–1,2	300/K.A.	60,0/10 % (BNS)
Rinne 1983 [47]	10	64	1,4/unbeh.	3	1,5 (0,3–2,4)	–/–	38,4/22 %
	10	60	10,9/8	3	1,5 (0,6–4,0)	775/konst.	59,3/19 % (CURS)
Riederer 1983 [46]	13	72,5	12,4/K.A.	5,9	0,37 ± 0,1	300–600/20 %	K.A./17,3 % (WRS)
Lieberman 1983 [30]	63	65,2	11,3/8,2	0,5–26	2,6 (0,2–5)	1.005/≤ 50 %	37,9 on/34 % 61,3 off/16 % 5,5 Std. on/ + 96 %
	(Davon bei 13 Pat. doppelblinder Auslaßversuch mit L-Dopa)				3,7 (2,0–5,0)	1.100/– (750–1.500)	(42,3/43 %) (CURS)
Agnoli 1983 [1]	14	57–68	1–3/unbeh.	3	3,0 (2,0–5,0)	–/–	K.A./30 % (WRS)
Ulm 1983 [57]	119	62,5	10,3/K.A.	1,5	0,93 (0,3–1,6)	540,8/K.A.	14,9/ca. 60 % (WRS)

Studienabbruch		Nebenwirkungen ohne Abbruch		Bemerkungen/Kommentare des Autors
keine		keine		Besserung vor allem bei Rigor, Tremor, Gang, Mimik und Haltung; außerdem Verbesserung von Gedächtnis und Orientierung.
Hyperkinese Psychose Hyperkinese Psychose Hypotension Hyperkinese Psychose Hypotension	3 2 2 2 2 1 2 1	K.A.		Fluktuationen der Beweglichkeit und Dyskinesien gebessert oder ganz beseitigt. Insgesamt signifikanter Effekt auf motorische Funktion und wesentliche Senkung der L-Dopa-Medikation. Bei benignen Verläufen unabhängig von Krankheitsdauer Besserung um ca. 25 %. Bei malignen Verläufen auch unter L-Dopa nur geringe Besserung.
Nausea	1	Nausea Hypotension Halluzination Benommenheit	9 2 1 3	Schnelle Dosissteigerung auf 1,3 – 2,5 mg Lisurid innerhalb 4 Wochen. Bei Monotherapie Besserung vergleichbar mit Bromocriptin und anderen DA-Agonisten aber schlechter als unter L-Dopa-Monotherapie.
Nausea Halluzination	1 1	Nausea Hypotension Halluzination Benommenheit	4 4 1 3	In Kombination mit L-Dopa deutlichere Besserung von on-off-Fluktuationen als unter Bromocriptin. Im Gesamteindruck weniger Halluzinationen und Dyskinesien als unter Bromocriptin.
keine		Psychose (Umstellung auf Lisurid i. v.)	1	Absetzen von L-Dopa nicht möglich. Lisuridtherapie wegen der guten Wirkung nach Abschluß der Prüfung bei allen Patienten fortgeführt.
Psychose Nachl. Wirkung Hyperkinesen Mangelnde Koop. Vasospasmus Ödeme Angina pectoris Nausea Hypotension	15 12 5 3 2 1 1 1 1	Psychose Ödeme (auch u. Bromocriptin) (Zus. mit Lis. fragl.)	5 3	Psychose häufiger bei Patienten mit Demenz und gleichzeitiger Gabe von Anticholinergica, vergleichbar mit Bromocriptin. Im Gesamturteil war Lisurid bei der Mehrzahl der Patienten eine wirksame Therapie. Bemerkenswert ist, daß diese Patienten vor Lisurid-Beginn mit L-Dopa austherapiert waren. Aufgrund der hohen Rezeptoraffinität zeigt Lisurid unabhängig von kurzer Plasma-HWZ gute Wirkung auf Fluktuationen. Monotherapie wirkt, ist aber wegen der höheren Dosis mit mehr Nebenwirkungen und Tachyphylaxie belastet.
keine		K.A.		Dosis sollte gesteigert werden, bis NW auftreten. Dosisabhängige Reduktion aller Kardinalsymptome, Tremor sprach am besten an.
Psyche Hypotension Hyperkinesen Übelkeit/Schwindel Mang. Wirk.	12 7 5 1 10	K.A.		Psychose-Pat. hatten Bradyphrenie und/oder vergleichbare Anamnese. Vor allem Einfluß auf Fluktuationen wie End-of-dose-Akinese; 70 % der Patienten mit Lisurid entlassen

Fortsetzung Tabelle 3 Orale Anwendung von Lisurid bei Morbus Parkinson – Fallkontrollstudien

Autor (Quelle)	n	Alter (Jahre)	Dauer M.P./ L-Dopa (Jahre)	Dauer Studie (Monate)	Dosis Lisurid (mg)	Dosis/L-Dopa prä/post (mg)	Rating Scale prä/Besserung in %
Müllerova 1984 [38]	14	65	2,5/K.A.	2	1,5–3,0	K.A./K.A.	K.A./K.A.
Meneghetti 1986 Bracco 1984 [6, 36]	16	59,8	6,9/5,4	3	2,23 (1,0–3,0)	632/458	5–18/47,8 % (WRS)
Leiguarda 1985 [26]	15	57	3,3/K.A.	6	4,5 (2,4–6,4)	900/abgesetzt	K.A./ 40,5–53,6 % (WRS)
Sandrini 1985 [50]	9	60,2	2/unbeh.	4,8 (3–15)	2,1 (1,2–2,6)	–/–	11,6/18 % (WRS)
Scigliano 1985 [54]	14	51,4	3,1/unbeh.	24	2,8 (1,0–4,0)	–/–	ca. 25/ca. 28 %
	30	53,4	8,9/K.A.	24	3,45 (2,0–5,0)	840/588	ca. 24/ca. 33 % (CURS)
Lamberti 1986 [23]	10	53,5	2,4/unbeh.	3	1,5	–/–	ca. 16,6/26 %
	8	60,8	6,8/K.A.	3	2,0 (1–5)	ja/K.A.	ca. 8,2/25 % (WRS)
Martignoni 1986 [35]	26	62	2–1/unbeh.	3–12	2,0 (1,2–3,0)	–/–	T 7,6/27 % A 13,7/20 %
	29	57	5,5/4,2	3–12	2,3	500–1.250/. konst.	T 13,1/24 % A 19,7/14 % (WRS)

Studienabbruch	Nebenwirkungen ohne Abbruch	Bemerkungen/Kommentare des Autors
K.A.	K.A.	Lisurid bessert Symptome deutlich, erlaubt Reduktion der L-Dopa-Dosis, kann L-Dopa aber nicht ersetzen; Empfehlung, es routinemäßig einzusetzen.
Psychose 1	Hypotension 4 Vertigo Ödeme 4 Nausea 4 Insomnia	Studie bestätigt Wirksamkeit von Lisurid bei fortgeschrittenem Morbus Parkinson, der nicht mehr befriedigend auf L-Dopa anspricht. Keine signifikante Veränderung im Mini Mental State und Beck depression inventory. Leichte Abnahme der Wirkung nach 9 Monaten.
Nausea 2 Halluzinationen 1	Nausea 8 Schlafstörungen 4 Mentale Veränd. 3 Präcordiale Schmerzen 2 Obstipation 1	Studie bestätigt die definitive Antiparkinsonwirkung der Monotherapie. Bei Dosierungen ab 3,6–5,6 mg trat Peak-dose-Dyskinesie auf.
K.A.	K.A.	Die Blink-Reflex-Habituation wird wieder hergestellt (wie durch L-Dopa und Amantadin)
Nausea 2 Unwirksamkeit 1 Unverträglichkeit 1 Psychose 1	Gewichtszunahme 7	Objektive Messungen von Tapping, Handschrift, Gang ebenfalls signifikant gebessert
Unwirksamkeit 4 Unverträglichkeit 5 Psychose/Konf. 3 Kopfschmerz 1	Gewichtszunahme 7	
Übelkeit/Erbrechen 1 Arrhythmie 1 Übelkeit/Erbrechen 1 Hypotension 1 Halluzination 1	Gastrointestinal 3 Ödeme 1 Vertigo 2	Rigor und Bradykinese am meisten gebessert. Insgesamt deutliche, wenn auch nicht vollständige Verbesserung (Zusätzliche neuropsychologische Untersuchungen)
Nausea 3 Hypertension 1 Mangelnde Koop. 1	K.A.	Unbehandelte Fälle hatten vorher auch keine Anticholinergika oder Amantadine bekommen. T = Tremordominante Fälle A = Akinetisch-rigide Fälle
Nausea 3 Mangelnde Wirkung 2 Aggression 1 Mangelnde Koop. 3	Nausea 4 Verwirrtheit 2 Paranoia 1 Ödeme 1	Insgesamt und vor allem hinsichtlich Akinese und Rigor signifikante Besserung, die über ein Jahr anhielt. Motorische Leistungstest verbessert.

Fortsetzung Tabelle 3 Orale Anwendung von Lisurid bei Morbus Parkinson – Fallkontrollstudien

Autor (Quelle)	n	Alter (Jahre)	Dauer M.P./ L-Dopa (Jahre)	Dauer Studie (Monate)	Dosis Lisurid (mg)	Dosis/L-Dopa prä/post (mg)	Rating Scale prä/Besserung in %
Jellinger 1987 [20]	34	67,5	7,1/5,0	3 (n = 15)	1,32 (0,4–3,0)	360/253	ca. 61/50 %
				12–44 (n = 13)	1,2 (0,8–2,5)	405/380	ca. 70/37 % (CURS)
Mundinger 1986 [39]	45	64,2	9,8/3,6	0,2–5	0,76 (0,2–1,2)	636/587 (n = 25)	21/47 % (WRS)
Ulm 1986 [58]	100	61	8/6	1,5	0,8 (0,3–1,4)	617/549	15,5/ca. 39 % (WRS)
Scaglioni 1986 [51]	24	63,9	2,3/unbeh.	1	0,81	–/–	30,7/13 %
				24	2,33		18 %
	18	61,8	7,5/K.A.	1	1,5	451/370	45,2/14 %
				24	0,7	460	21 % (CURS)
Degl'Innocenti 1987 [10]	19	60,1	11,2/8,7	6	0,6–2,5	618/konstant	(CURS) p ≤ 0,02 (Webster) p ≤ 0,01 (N.U.D.S) p ≤ 0,01

Studienabbruch		Nebenwirkungen ohne Abbruch		Bemerkungen/Kommentare des Autors
Nausea Hypotension, Unruhe Kollaps nach Endokarditis Psychose	2 1 1 2	Mundtrockenheit, Obstipation, Hypotension, Ödeme, Kältegefühl, Psychische NW		Insgesamt wirkungsvoll bei fortgeschrittenem Morbus Parkinson. Fluktuationen gebessert, teilweise ganz eliminiert. NUDS Veränderungen gleichsinning wie CURS. Durch Möglichkeit der L-Dopa-Dosisreduktion vorbestehende Nebeneffekte, auch psychiatrische Komplikationen, häufig vermindert.
Nausea Verwirrtheit Psychose Mangelnde Kooperation	6 2 1 4	Nausea, Vomiting Verwirrtheit	2 2	Bei 12 Patienten Beginn mit Lisurid-i.v. (0,0125–0,05 mg/die), dann Umstellung auf Tabletten. Kein systematischer Einfluß auf Blutdruck erkennbar.
Psychiatrisch Gastrointestinal Kreislauf Allg. Unwohlsein Mangelnde Wirksamkeit	2 9 1 6 8	Gastrointestinal Hypotension Verwirrtheit/ Halluzination Kopfschmerz/ Schwindel	19 % 7 % 7 % 2 %	Gute Wirkung auf Fluktuationen und Dyskinesien; größte L-Dopa-Reduktion bei Patienten mit Fluktuationen. Vor Lisuridbeginn war bei 68 % der Patienten ein Therapieversuch mit Bromocriptin wegen Unwirksamkeit oder Nebenwirkungen fehlgeschlagen. 74 % der Patienten mit Lisurid entlassen
Übelkeit/Erbrechen Unwirksamkeit Nichtmedizinische Gründe	2 3 1	Astenie Nausea Somnolenz Kopfschmerz		Reduzierung der Dyskinesien Dauer der off-Phasen nach 6 und 12 Monaten signifikant von 15 auf 7,8 bzw. 5,9 Std. reduziert Insgesamt positive Einschätzung der Lisuridtherapie.
Unwirksamkeit Übelkeit/Erbrechen	5 2	 Konfusion/Psychosen		
Halluzination Verschlechterung Bauchschmerzen (Ulcus)	1 2 1	Dyskinesia Drowsiness Lightheadedness Mundtrockenheit Bauchschmerzen Durchfall periphere Ödeme Kopfschmerz Asthenie erhöh. Libido		Nach Einschätzung von Angehörigen und Patienten, deutliche Besserung der Fluktuationen. Nach 12 Monaten sind noch 9 Patienten auf Lisurid eingestellt. Lisurid ist wichtig im Endstadium des Morbus Parkinson; Dosisempfehlung 1–2 mg in 4–6 Einzeldosen.

Tabelle 4 Orale Anwendung von Lisurid bei Morbus Parkinson – Vergleich mit anderen DA-Agonisten

Autor (Quelle)	Design	n	Alter (Jahre)	Dauer M.P./L-Dopa (Jahre)	Dauer Studie (Monate)	Dosis Lisurid (mg)	Dosis DA-Agonist (mg)	Dosis/ L-Dopa prä/post (mg)
Schachter 1979 1980 [52, 53]	Historischer Vergleich vs Bromocriptin	10	62	17/K.A.	2–9	2,6 (1,2–4,8)	45 (prä) (7,5–150)	920/konstant
							3,5 (1,2–4,8)	920/710
Ruggieri 1980 [49]	Crossover vs. Bromocriptin	7	50–70	1–5/K.A.	ca. 1 ca. 1	1,6–2,8		375–1.000/ konst.
							17,5–30 Br.	375–1.000/ konst.
Ruggieri 1980 [49]	Parallelgr. vs.	7	50–70	1–5/ unbeh.	ca. 1	2,3–3,8		–/–
	Bromocriptin	7	(50–70)	(1–5)/ unbeh.	ca. 1		22,5–37,5 Br.	–/–
Lees 1981 [25]	Parallelgr. vs.	12	69	15/11	K.A.	2,0 (0,2–6,0)		K.A./konst.
	Pergolid	12	60	13/10	K.A.		3,5 (1,5–8,0) Pergolid	K.A./konst.
LeWitt 1982 [28]	Doppelblind Crossover vs.	28	55	10/K.A.	1,5–2,5	4,5 (0,6–10,0)		K.A./konstant
	Bromocriptin						56,5 (12,5–150,0)	K.A./konstant

Rating Scale prä/Besserung in %	Studienabbruch		Nebenwirkungen ohne Abbruch			Bemerkungen/Kommentare des Autors
14/17,8 %	Halluzination	1	Verwirrtheit		1	tägliche Dosissteigerung um 0,2 mg
	Verschlechte-		Benommenheit		2	Dyskinesia Score von 2,5 ± 1,1 auf
	rung	3	Nausea		3	1,5 ± 0,7 verbessert
11,5/8 %	Nausea	1	Hypotension		1	1 mg Lisurid ≈ 250–500 mg L-Dopa
			Halluzination		1	oder 12–15 mg Bromocriptin
						Lisurid nützlich bei L-Dopa und Bromocriptinversagern
Lisurid:	keine			Lis.	Br.	schnelle Dosissteigerung um 1 mg alle
ca. 22/18 %			Übelkeit	2	1	5 Tage (10 mg Br.).
			Erbrechen	2	2	Tremor am besten beeinflußt.
Bromocriptin:			Dyskinesie	3	1	Bei Bromocriptin überwiegt Psychose
ca. 20/14 %			Hypotension	0	2	und Hypotension als NW. Bei Lisurid
(WRS)			Psychiatr.	1	2	überwiegt Übelkeit, Erbrechen als NW.
Lisurid:	keine			Lis.	Br.	schnelle Dosissteigerung um 1 mg alle
ca. 25/25 %			Übelkeit	3	1	5 Tage (10 mg Br.)
			Erbrechen	2	1	Tremor am besten beeinflußt.
Bromocriptin:			AIMS	1	2	Bei Bromocriptin überwiegt Psychose
ca. 30/22 %			Hypotonien	0	2	und Hypotension als NW. Bei Lisurid
(WRS)			Psychiatr.	1	2	überwiegt Übelkeit, Erbrechen als NW.
Lisurid:	keine		Lisurid:			Lisurid: Besserung der Fluktuationen
K.A./K.A.			Gastrointest.	6		bei 1 Pat., bei 4 Pat. bessere on-Phase
			Dyskinese	2		Pergolid: bessere Wirkung auf end-of-
			Halluzination	2		dose-Akinese. Besserung der Fluktua-
						tionen bei 9 Pat., off-Dauer halbiert.
Pergolid:			Pergolid:			Anzahl off-Phasen von 3,5 auf 2 redu-
K.A./K.A.			Gastrointest.	6		ziert. Studie bestätigt die Antiparkin-
(KCH)			Erektion	2		sonwirkung von Lisurid und Pergolid,
			Kopfschmerz	3		die auch Fluktuationen vermindern
			Halluzination	1		kann.
K.A./	Lisurid:			Lis.	Br.	1 mg Lisurid ≈ 13 mg Bromocriptin;
gleich; bei	Tremor/		Benommenheit	9	7	Kreuztoleranz Lis.-Br.
Mimik Br.	Insomie	1	Leere im Kopf	13	13	Bei 2 Lisurid-Patienten Abnahme von
besser als Lis.			Halluzinationen	7	1	Kopfschmerzen. Objektive motorische
sonst Teilscores	Bromocriptin:	0	Alpträume	8	8	Tests zeigten keinen Unterschied Lis.-
gleich (CURS			Nausea	8	8	Br.
modifiziert)			Mundtrocken-			11 Patienten mit Bromocriptin weiter-
			heit	9	14	behandelt
						15 Patienten weiter mit Lisurid, Wirkung bleibt 18 Mon. erhalten.

Fortsetzung Tabelle 4 Orale Anwendung von Lisurid bei Morbus Parkinson – Vergleich mit anderen DA-Agonisten

Autor (Quelle)	Design	n	Alter (Jahre)	Dauer M.P./L- Dopa (Jahre)	Dauer Studie (Monate)	Dosis Lisurid (mg)	dosis DA-Agonist	Dosis/ L-Dopa prä/post (mg)
Lieberman 1982 [32]	Historischer Vergleich vs. Bromocriptin	25	65,4	11,4/K.A.	12,1 (1 – 30)	2,8 (0,6 – 5,0)		1.000/900
			Zur Zeit der Bromocriptinstudie:				55 (20 – 100)	1.200/935
			62,7	8,9/6,2	21 (1 – 65)			
Lieberman 1983 [33]	Historischer Vergleich vs. Pergolid	25	64	12,4/9	7 (1 – 22)	2,6 (0,6 – 5,0)		ja/K.A.
					Pergolidbehandlung: 7,5 (0,5 – 22)		2,5 (0,1 – 10,0)	ja/K.A.
Agnoli 1983 [1]	Parallelgr. vs.	7 (14)	(53 – 72)	4 – 10/ K.A.	3	3,28 (2 – 4)		K.A./konst.
	Bromocriptin	7					35,7 30 – 40 Br.	K.A./konst.

Rating Scale prä/Besserung in %	Studien-abbruch	Nebenwirkungen ohne Abbruch	Bemerkungen/Kommentare des Autors
Lisurid: 49,4 on/33 % 70,3 off/17 % 3,9 Std. on/ + 128 %	Lisurid: Psychose 5 Dyskinesie 2 Raynaud 1	Lisurid: mehr Dyskinesen, mehr Ödeme als Bromocriptin	Lisurid: on: 44 % der Pat. bessern sich um 1 H & Y-Stadium; off: 47 % der Pat. bessern sich um 1 H & Y-Stadium; Patienten unter Lisurid drei Jahre älter und weiter fortgeschritten als zur Zeit der Bromocriptin-Therapie. Deutlichere Lisurid-Wirkung auf Anzahl der on-Stunden.
Bromocriptin: 33,5 on/34 % 55,0 off/20 % 9,6 Std. on/ 33 % (NYU)	Bromocriptin: Psychose 11 Dyskinesie 1 Ödeme 2	Bromocriptin: mehr orthostatische Hypotonie und mehr Erythrodermie als Lisurid	Bromocriptin: 19 Pat. hatten Fluktuationen der Beweglichkeit on: 36 % der Pat. bessern sich um 1 H & Y-Stadium; off: 26 % der Pat. bessern sich um 1 H & Y-Stadium;
Lisurid: 41,9 on/54 % 72,3 off/24 % 4,0 Std. on/ + 128 %	Lisurid: Konfusion 5 Ödeme 2 Nausea 1 Digit. Vasospasmus 1		Lisurid: In Einzelfällen besser verträglich als Pergolid. 15 (60 %) der Pat. verbesserten sich um 1 H & Y-Stadium.
Pergolid: 45,0 on/37 % 71,3 off/15 % 3,8 Std. on/ + 115 % (NYU)	Pergolid: Konfusion 4 Hypotension 1 Transaminase 1		Pergolid: 19 (76 %) Pat. verbesserten sich um ein Stadium Pergolid bessere Wirkung auf Dauer der on-Phase. Insgesamt sind Lisurid und Pergolid nützliche und effektive Antiparkinsonmittel, die viele neue therapeutische Möglichkeiten eröffnen;
Lisurid: K.A./22 %	keine	Lisurid: Übelkeit/Erbrechen	Dosis sollte gesteigert werden bis NW auftreten. Dosislimitierend bei Lisurid Übelkeit, bei Bromocriptin psychiatr. NW und Hypotension. Tremor am besten beeinflußt. Mit Lisurid größere Besserung als mit Bromocriptin.
Bromocriptin: K.A./14 % (WRS)		Bromocriptin: Verwirrtheit, Halluzinationen orthostatische Hypotension	

Fortsetzung Tabelle 4 Orale Anwendung von Lisurid bei Morbus Parkinson – Vergleich mit anderen DA-Agonisten

Autor (Quelle)	Design	n	Alter (Jahre)	Dauer M.P./L-Dopa (Jahre)	Dauer Studie (Monate)	Dosis Lisurid (mg)	Dosis DA-Agonist (mg)	Dosis/ L-Dopa prä/post (mg)
Caraceni 1984 [8]	Parallelgr. vs.	24	54,5	5,4/5,3	4	2,69 (1,2–4,8)		722/476
	Bromocriptin	(25)	59,5	9,2/8,5	4		30,5 (20–40) Br.	750/495
Camerlingo 1986 (7)	Parallelgr. vs.	15 6m 9f	69,3 (53–81)	de Novo/	6 12	0,8 ± 0,3		–/–
	Bromocriptin	(15) 5m 10f	65,2 (44–79)	de Novo/	6 12		8,0 ± 3,0 Br.	–/–
Frattola 1986 [14]	Parallelgr. vs.	10	61	7,5/4,9	3	1,84 ± 0,5		565/602
	Bromocriptin	(10)	59,6	6,2/5,2	3	25 ± 6,7	787/812 Br.	
Rinne 1983 [47]	siehe Fallkontrollstudien							
Laihinen 1986 [21]	Doppelblind Crossover vs	20	62	11,1/6,7	2	1,3 (0,2–2,4)		700/konst.
	Bromocriptin				2		14,9 (3,75–30) Br.	700/konst.

Rating Scale prä/Besserung in %	Studienabbruch		Nebenwirkungen ohne Abbruch	Lis.	Br.	Bemerkungen/Kommentare des Autors
Lisurid: K.A./p < 0,05 auch H & Y p < 0,05 Bromocriptin: K.A./p ≤ 0,05 außer Tremor (CURS)	keine		Übelkeit, Erbrechen Benommenheit Psychische Leere im Kopf Kopfschmerzen Tachykardie Gewichts- zunahme Hypotension	 16 11 6 5 2 9 3 	 5 1 7	Lisurid: off von 170 auf 67 min reduziert bei 6 von 8 Patienten Dyskinesie reduziert bei 9 von 21, verschlechtert bei 5. Insgesamt Lisurid wirksamer als Bromocriptin. An NW mehr Psychiatr. sowie Übelkeit und Benommenheit unter Lisurid, ausgeprägte Hypotension unter Bromocriptin. Bromocriptin: Dauer der Phasen off von 185 auf 98 min reduziert bei 5 von 9 Pat. Dyskinesien reduziert bei 6 von 18 Pat., verschlechtert bei 7; keine Verbesserung des H & Y-Stadiums.
Lisurid: ca. 15/13 % + 20 % Bromocriptin: ca. 13/38 % + 15 % (CURS)	Lisurid: Psychose Patienten- wunsch Bromocriptin: Patienten- wunsch	 2 2 4	Psychose Nausea Gewichts- zunahme Hypotension	20 % 40 % x 	7 % 20 % x	Initiale Besserung in Übereinstimmung mit der Literatur, aber durch Fortschreiten der Erkrankung wie bei L-Dopa Nachlassen der Wirkung. Unter Bromocriptin mehr Hypotension als unter Lisurid. Insgesamt ist positiv, daß L-Dopa-Therapie um über 1 Jahr hinausgeschoben werden konnte.
Lisurid: 22,8/7 % Bromocriptin: 18,7/3 % (WRS)	keine		Nausea Schwindel Hypotension Halluzinationen Benommenheit	3 4 3 1 	1 1 3	Patienten wurden erst auf Bromocriptin eingestellt. Erst wenn kein Erfolg, dann Umstellung Lisurid. Morgendliche Fluktuationen unter Lisurid signifikant gebessert. Lisurid-Therapie bessert Bromocriptinversager auf das gleiche Niveau wie die Bromocriptinresponder.
			weniger Halluzinationen als Br. weniger Dyskinesien als Br.			Lisurid in Kombination mit L-Dopa deutlichere Besserung von on-off-Fluktuationen als unter Bromocriptin.
Lisurid: K.A./30 % Bromocriptin: K.A./29 % (CURS)	Nausea/ Schwindel	 1	Nausea Hypotension/ Schwindel	5 10	4 13	Fortsetzung bis 36 Monate mit Lisurid 0,2 – 1,6 mg. bei 14 Pat. nach 3 Jahren immer noch Verbesserung gegenüber Baseline. Tremor mehr gebessert als andere Symptome. Fluktuationen deutlich gebessert. Stimmungsaufhellung vor allem unter Lisurid.

Literatur

[1] Agnoli, A., S. Ruggieri, M. Baldassarre et al.: Dopaminergic ergots in Parkinsonism. In: D. B. Calne, R. Horowski, R. J. McDonald et al. (eds.): Lisuride and Other Dopamine Agonists, pp. 407–417. Raven Press, New York 1983.

[2] Birkmayer, W., P. Riederer: Effects of lisuride on motor function, psychomotor activity, and psychic behavior in Parkinson's disease. In: D. B. Calne, R. Horowski, R. J. McDonald et al. (eds.): Lisuride and Other Dopamine Agonists, pp. 453–461, Raven Press, New York 1983.

[3] Bittkau, S., H. Przuntek: Psychosis and the lisuride pump. Lancet **II** (1986) 349 (letter).

[4] Bowler, J. V., I. E. Ormerod, N. J. Legg: Retroperitoneal fibrosis and Bromocriptine. Lancet **II** (1986) 466.

[5] Brinkmann, A., F. Schumm, J. Dichgans: Therapie des Meige-Syndroms. In: H. Gänshirt, P. Berlit (Hrsg.): Kardiovaskuläre Erkrankungen und Nervensystem Neurotoxikologie, Probleme des Hirntodes, S. 662–665. Springer Verlag, Berlin 1985.

[6] Bracco, F., G. Meneghetti, S. Ferla et al.: Effetti della lisuride nel trattamento del morbo di Parkinson. Osservazioni preliminari. In: A. Agnoli, G. Bertolani (eds.): L.I.M.P.E., Atti della 10. Riunione ‚Disorderi autonomici e correlati neuroendocrini delle malattie extrapiramidali', pp. 272–278. Publ. D. Guanella, Roma 1984.

[7] Camerlingo, M., E. Bottacchi, G. D'Alessandro et al.: Un anno di esperienza con ergotderivati nel trattamento di monoterapia di pazienti Parkinsoniani di prima diagnosi. In: A. Agnoli, L. Battistin (eds.): L.I.M.P.E., Atti della 12. Riunione ‚Morbo di parkinson: le nuove terapie', pp. 188–196. Publ. D. Guanella, Roma 1986.

[8] Caraceni, T., P. Giovannini, E. Parati et al.: Bromocriptine and lisuride in Parkinson's disease. In: R. G. Hassler, J. F. Christ (eds.): Advances in Neurology, Vol. 40, pp. 531–535. Raven Press, New York 1984.

[9] Critchley, P., F. Grandas Perez, N. Quinn et al.: Psychosis and the lisuride pump. Lancet **II** (1986) 349 (letter).

[10] Degl'Innocenti, F., A. Ginanneschi, S. Magnolfi et al.: Low dose lisuride in advanced parkinson disease. Ital. J. Neurol. Sci. **8** (1987) 351–355.

[11] Diamond, S. C., C. Markham: Evaluating the evaluations: or how to weight the scales of parkinson disability. Neurology **33** (1983) 1098–1099.

[12] Frattola, L., M. G. Albizzati, S. Bassi et al.: ‚On-Off' phenomena, dyskinesias and dystonias. Acta Neurol. scand. **66** (1982) 227–236.

[13] Frattola, L., M. G. Albizzati, A. Alemani et al.: Acute treatment of Huntington's chorea with lisuride. J. Neurol. Sci. **59** (1983) 247–253.

[14] Frattola, L., I. Suchy: Lisuride in the treatment of Parkinson's disease with on-off-phenomena not responsive to previously optimalized standard-therapy. Schering Pharma Forschungsbericht Nr. 7149 (1986).

[15] Frieling, B., I. Suchy: Intravenous lisuride in the treatment of severe Parkinson's disease. Ital. J. Neurol. Sci. **5** Suppl. 7 (1987) 53.

[16] Gopinathan, G., H. Teräväinen, J. M. Dambrosia et al.: Lisuride in parkinsonism. Neurology (Ny) **31** (1981) 371–376.

[17] Horowski, R.: Psychiatric side effects of high-dose lisuride in Parkinsonism. Lancet **II** (1986) 510.

[18] Hümpel, M.: Pharmacokinetics of lisuride in animals species and humans. In: D. B. Calne, R. Horowski, R. J. McDonald et al. (eds.): Lisuride and Other Dopamine Agonists, pp. 141–152. Raven Press, New York 1983.

[19] Itil, T. M., S. Akpinar, M. Yardim et al.: Effects of high dosage lisuride hydrogen maleate (LHM) in Parkinson syndrome. Neurochemistry and Clin. Neurology (1980) 472.

[20] Jellinger, K.: Langzeiterfahrungen mit Lisurid in der Kombinationsbehandlung des Parkinson-Syndroms. Wien. Med. Wschr. **7/8** (1987) 155–159.

[21] Laihinen, A., U. K. Rinne, V. Sonninen et al.: Lisuride in comparison to bromocriptine in the treatment of Parkinson's disease. 26th Scand. Congress of Neurology, Uppsala, June 11–14, 1986, J. Med. Sci. Suppl. **43** (1986) 92 (Schering Pharma Forschungsbericht Nr. 6082, 1984).

[22] Larsen, T. A., P. A. LeWitt, D. B. Calne: Theoretical and practical issues in assessment of deficits and therapy in Parkinsonism. In: D. B. Calne, R. Horowski, R. J. McDonald et al. (eds.): Lisuride and Other Dopamine Agonists, pp. 363–373. Raven Press, New York 1983.

[23] Lamberti, P., L. Bandiera, E. De Liso et al.: Rilievi clinici, neuropsicologici e neurofisiologici in Parkinsoniani trattati con lisuride. In: A. Agnoli, L. Battistin (eds.): L.I.M.P.E., Atti della 12. Riunione ‚Morbo di parkinson: le nuove terapie', pp. 197–206. Publ. D. Guanella, Roma 1986.

[24] Lees, A. J., R. Bannister: Treatment of the Shy-Drager syndrome with dopaminergic ergots. In: D. B. Calne, R. Horowski, R. J. McDonald et al. (eds.): Lisuride and Other Dopamine Agonists, pp. 395–405. Raven Press, New York 1983.

[25] Lees, A. J., G. M. Stern: Pergolide and lisuride for levodopa-induced oscillations. Lancet **II** (1981) 577.

[26] Leiguarda, R., F. Micheli, M. Fernandez Pardal: Lisuride en la enfermedad de Parkinson. Medicina (Buenos Aires) **45** (1985) 29–34.

[27] LeWitt, P. A.: Clinical and pharmacological aspects of the antiparkinsonian ergolene lisuride. In: S. Fahn et al. (eds.): Recent Developments in Parkinson's Disease, pp. 347–354. Raven Press, New York 1986.

[28] LeWitt, P. A., G. Gopinathan, C. D. Ward et al.: Lisuride versus bromocriptine treatment in parkinson disease: A double-blind study. Neurology (Ny) **32** (1982) 69–72.

[29] LeWitt, P. A., D. B. Calne: Experience with dopamine agonists in Parkinson's disease and related disorders. In: D. B. Calne, R. Horowski, R. J. McDonald et al. (eds.): Lisuride and Other Dopamine Agonists, pp. 473–480. Raven Press, New York 1983.

[30] Lieberman, A. N., M. Goldstein, G. Gopinathan et al.: Lisuride in Parkinson's disease and related disorders. In: D. B. Calne, R. Horowski, R. J. McDonald et al. (eds.): Lisuride and Other Dopamine Agonists, pp. 419–429. Raven Press, New York 1983.

[31] Lieberman, A., M. Goldstein, A. Neophytides et al.: Lisuride in parkinson disease: Efficacy of lisuride compared to levodopa. Neurology (Ny) **31** (1981) 961–965.

[32] Lieberman, A. N., G. Gopinathan, A. Neophytides et al.: Bromocriptine and lisuride in Parkinson disease. Ann. Neurol. **13** (1983) 44–47.

[33] Lieberman, A. N., G. Gopinathan, A. Neophytides et al.: Pergolide and lisuride in advanced Parkinson's disease. In: R. G. Hassler, J. F. Christ (eds.): Advances in Neurology, Vol. 40, pp. 503–507. Raven Press, New York 1984.

[34] Marsden, C. D., M. Schachter: Assessment of extrapyramidal disorders. Brit. J. Clin. Pharmacol. **11** (1981) 129–151.

[35] Martignoni, E., I. Suchy, C. Pacchetti et al.: Lisuride in Parkinson's disease: naive and long-term treatment. Curr. Ther. Res. **39** (1986) 696–708.

[36] Meneghetti, G., F. Bracco, B. Giometto et al.: Therapeutic effect of lisuride in advanced Parkinson's disease. Eur. Neurol. **25** (1986) 74–80.

[37] Micheli, F., M. M. Fernandez Pardal, R. C. Leiguarda: Beneficial effects of lisuride in Meige disease. Neurology **32** (1982) 432–434.

[38] Müllerová, A.: First experience with a new antiparkinsonian drug of Czechoslovak make. Activ. nerv. sup. (Praha) **26** (1984) 59.

[39] Mundinger, F., I. Suchy: Use of lisuride for combined treatment of Parkinson's disease. Schering Pharma Forschungsbericht Nr. 7150 (1986).

[40] Obeso, J. A., J. Artieda, T. Tunon et al.: Dopamine agonists suppress visual-cortisol reflex myoclonus. J. Neurol. Neurosurg. Psychiat. **48** (1985) 1277–1283.
[41] Obeso, J. A., M. R. Luquin, J. M. Martinez-Lage: Intravenous lisuride corrects oscillations of motor performance in Parkinson's disease. Ann. Neurol. **19** (1986) 31–35.
[42] Obeso, J. A., M. R. Luquin, J. M. Martinez-Lage: Lisuride infusion pump: a device for the treatment of motor fluctuations in Parkinson's disease. Lancet **I** (1986) 467–470.
[43] Rabey, I. M., M. Streifler, T. Treves et al.: Long-term lisuride in Parkinson's disease. Ital. J. Neur. Sci. 5 (Suppl. 7) (1987) 55.
[44] Rabey, I. M., T. Treves, M. Streifler et al.: Comparison of Efficacy of Lisuride Hydrogen Maleate with Increased Doses of Levodopa in Parkinsonian Patients. In: M. D. Yahr, K. I. Bergmann (eds.): Advances in Neurology Vol. 45, pp. 569–572. Raven Press, New York 1986.
[45] Reimund, E.: Methysergide and retroperitoneal fibrosis. Lancet **I** (1987) 443.
[46] Riederer, P., G. P. Reynolds, W. Danielczyk et al.: Desensitization of striatal spiperone-binding sites by dopaminergic agonists in Parkinson's disease. In: D. B. Calne, R. Horowski, R. J. McDonald et al. (eds.): Lisuride and Other Dopamine Agonists, pp. 375–381. Raven Press, New York 1983.
[47] Rinne, U. K.: New ergot derivatives in the treatment of Parkinson's disease. In: D. B. Calne, R. Horowski, R. J. McDonald et al. (eds.): Lisuride and Other Dopamine Agonists, pp. 431–442. Raven Press, New York 1983.
[48] Rinne, U. K., I. Suchy: Lisuride in the treatment of early parkinson's disease. In: 1st European Congress of Neurology, Prague, April 18–22, 1988 (Abstract).
[49] Ruggieri, S., M. Baldessarre, S. Del Roscio et al.: Confronto tra ‚l'attivita' terapeutica della lisuride e della bromocriptina nel morbo di parkinson. Atti. della 7. Riv. LIMPE. Milano 24–25. Oct. 1980.
[50] Sandrini, G., E. Alfonsi, E. Martignoni et al.: Effects of lisuride on blink reflex habituation in Parkinson disease. Eur. Neurol. **24** (1985) 374–379.
[51] Scaglioni, A., P. Caffarra, S. Passeri et al.: Trattamento a lungo termine con lisuride nel morbo di Parkinson. In: A. Agnoli, L. Battistin (eds.): L.I.M.P.E., Atti della 12. Riunione ‚Morbo di parkinson: le nuove terapie', pp. 207–217. Publ. D. Guanella, Roma 1986.
[52] Schachter, M., J. Blackstock, J. P. R. Dick et al.: Lisuride in parkinson's disease. Lancet **II**/ 8152 (1979) 1129.
[53] Schachter, M., M. P. Sheehy, J. P. Parkes et al.: Lisuride in the treatment of parkinsonism. Acta neurol. Scand. **62** (1980) 382–385.
[54] Scigliano, G., P. Giovannini, M. P. Grassi et al.: Valutazione dell'effecacia a lungo termine della lisuride nel trattamento del morbo di Parkinson. In: A. Agnoli, L. Battistin (eds.): L.I.M.P.E., Atti della 11. Riunione ‚Semeiologia e terapia: delle malattie extrapiramidali le nuove frontiere', pp. 250–262. Publ. D. Guanella, Roma 1985.
[55] Suchy, I.: Anmerkungen zu den unerwünschten pharmakologischen Wirkungen dopaminomimetischer Therapie. In: G. Schnaberth, E. Auff (Hrsg.): Das Parkinson-Syndrom, S. 217–222. Editiones Roche, Basel 1985.
[56] Todes, C. J.: At the receiving end of the lisuride pump. Lancet **II** (1986) 36–37 (letter).
[57] Ulm, G.: Experience with lisuride in the treatment of Parkinson's disease. In: D. B. Calne, R. Horowski, R. J. McDonald et al. (eds.): Lisuride and Other Dopamine Agonists, pp. 463–472. Raven Press, New York 1983.
[58] Ulm, G., I. Suchy: Drug treatment of Parkinson's disease with special reference to lisuride. In: J. van Manen, U. K. Rinne (eds.): Lisuride: A New Dopamine Agonist and Parkinson's Disease, pp. 55–63. Excerpta Medica, Amsterdam 1986.

Erfahrungen mit Lisurid in einer Spezialklinik

G. Ulm, F. Fornadi, J. Fischer, B. Frieling, I. Suchy

Einleitung

Die Paracelsus-Elena-Klinik in Kassel ist eine Spezialklinik mit 120 Betten, die seit 50 Jahren auf die Behandlung des Morbus Parkinson spezialisiert ist. Sie arbeitet eng mit der vor 2 Jahren neu gegründeten Parkinson-Abteilung der Paracelsus-Nordseeklinik auf Helgoland zusammen. Es besteht ein ständiger Austausch sowohl im ärztlichen als auch im pflegerischen und administrativen Bereich, so daß von identischen Behandlungsstrategien in beiden Kliniken gesprochen werden kann.

Im Zentrum der Therapie steht in beiden Kliniken die Substitution mit L-Dopa. Es wird dabei schon relativ frühzeitig eingesetzt [2, 7, 15] und häufig mit Deprenyl kombiniert, um die Dosis niedrig zu halten und die hypothetischen Vorteile zu nutzen, die sich aus der Hypothese ableiten, daß durch die Monoaminooxydase gebildete toxische Stoffwechselprodukte an der Entstehung und Progression des idiopatischen Morbus Parkinson wesentlich beteiligt sind [2, 5, 7, 8, 10]. In Einzelfällen, vor allem bei Tremordominanz zu Behandlungsbeginn werden Anticholinergika eingesetzt. In Fällen nur geringer akinetischer Symptomatik werden dann häufig auch Amantadine verwendet.

Während Deprenyl wahrscheinlich auf eine relativ große Zahl gut erhaltener präsynaptischer Neurone [2, 7, 11] angewiesen ist, wirken Ergot-Derivate direkt an post- und präsynaptischen Rezeptoren und können daher selbst in fortgeschrittenen Fällen, wenn die meisten der präsynaptischen Neurone degeneriert sind, noch zu Verbesserungen führen [2, 4, 9, 13, 14, 16, 21]. Von den Ergot-Derivaten war in Deutschland bisher nur Bromocriptin für die Parkinson-Therapie zugelassen. Es gibt aber eine Reihe von Patienten, bei denen Bromocriptin entweder schwere Nebenwirkungen erzeugt oder unwirksam ist. Wie auch andere [12, 20] haben wir in den vergangenen Jahren in solchen Fällen mit gutem Erfolg Lisurid eingesetzt.

Obwohl von uns bisher vor allem bei eher fortgeschrittenen Fällen eingesetzt, spielen Ergot-Derivate in unserer Klinik eine erhebliche Rolle und werden z. B. in der Kasseler Klinik bei etwa 40% der Patienten eingesetzt. Trotz der zusätzlichen

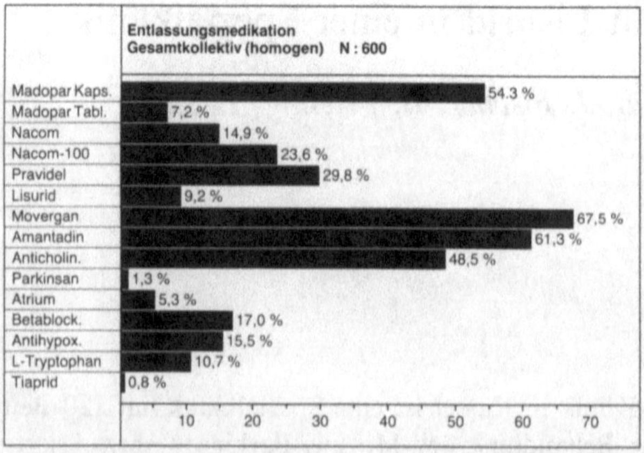

Abb. 1 Prozentuale Verteilung der Entlassungsmedikation bezogen auf das gesamte Patientengut der Paracelsus-Elena-Klinik Kassel.

administrativen Schwierigkeiten, die die Behandlung mit einem Prüfpräparat mit sich bringt, wurden in den letzten Jahren bereits etwa 1/4 dieser Patienten mit Lisurid behandelt (Abb. 1).

Erfahrungen mit Lisurid

Im folgenden berichten wir über die Erfahrungen mit 239 Parkinson-Patienten, die in der Paracelsus-Elena-Klinik Kassel auf Lisurid eingestellt und unter Lisurid-Medikation nach Hause entlassen wurden. Das Alter betrug im Durchschnitt 60,1 Jahre, und bei einer mittleren Krankheitsdauer von 9,7 Jahren waren sie durchschnittlich 6,5 Jahre schon mit L-Dopa-Präparaten behandelt worden (Tab. 1). Indikation für die Behandlung waren in 82% der Fälle Fluktuationen der Beweglichkeit, wobei der größte Teil auf die End-of-dose-Akinese fiel (52%). Bei den übrigen Patienten stand eine nachlassende L-Dopa-Wirkung oder eine mangelnde Bromocriptin-Wirkung bzw. Bromocriptin-Nebenwirkungen im Vordergrund. Li-

Tabelle 1 Biographische Daten der Parkinson-Patienten, die mit einer Lisurid-Medikation aus der Paracelsus-Elena-Klinik Kassel entlassen wurden (Patientenzahl = 239; m = 134; f = 105).

	Alter	(Dauer P D (J)	Dauer L-Dopa-Therapie (J)
MW	60,1 ± 9,17	9,67 ± 5,53	6,54 ± 4,57
MD	61 (31–81)	8 (1–31)	6 (0–25)

surid wurde in langsam ansteigender Dosierung zu der bestehenden L-Dopa-Medikation von durchschnittlich 555 mg hinzugefügt (Tab. 2).

Bei Entlassung betrug die Lisurid-Dosis im median 0,8 mg entsprechend 4 × 1 Tablette. Je nach Ausgangslage der Patienten wurde die L-Dopa-Dosis während dieser Zeit in 38% der Fälle verringert und zwar von median 625 mg auf 450 mg bzw. in 40 % der Fälle von 400 auf 750 mg erhöht. In 20% der Fälle blieb die vorbestehende L-Dopa-Dosis von im median 600 mg unverändert.

Tabelle 2 Durchschnittliche Dosierungen bezogen auf die Patienten der Lisurid-Studie

	L-Dopa (mg) n = 239 bei Klinikaufnahme	 bei Entlassung	Lisurid (mg) n = 239 bei Entlassung
MW	555,32 ± 275,79	550 ± 246,77	0,87 ± 0,33
MD	600 (0–1800)	500 (0–1473)	0,8 (0,1–1,8)

Bei diesen mit Lisurid behandelten Patienten zeigte sich während des Klinikaufenthaltes von durchschnittlich 42 Tagen eine deutliche Reduktion im Gesamt-Score der Webster Rating Scale um 42% von 14,8 auf 8,6 (Abb. 2). Auch hinsichtlich der Teil-Scores für Akinese und Rigor zeigte sich eine deutliche Reduktion um 42 bzw. 42,7%. In der vorliegenden Studie wurde der Akinese-Score aus den Sub-Scores für Bradykinese der Hände, Mitschwingen der oberen Extremität, Gang und Mimik gebildet. Bei den 168 Patienten mit vorbestehendem Tremor zeigte sich eine Besserung des Tremors um 54%.

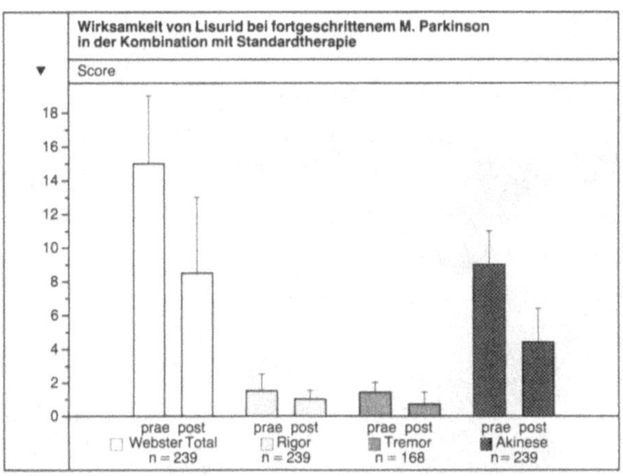

Abb. 2 Veränderungen der Webster Rating Scale innerhalb und durchschnittlich 42 Tage nach Addition von durchschnittlich 0,87 mg Lisurid zur vorbestehenden Standardtherapie.

Bei den 45 Patienten, für die Tagebücher mit genauer Angabe der „Off"-Phasen geführt wurden, zeigte sich nahezu eine Halbierung der Dauer der „Off"-Phasen. Bei über der Hälfte dieser Patienten waren bei Entlassung keine ausgeprägten „Off"-Zustände mehr nachweisbar. Ähnliches gilt für Peak-dose-Dyskinesien. Durch geeignete Aufteilung und Kombination der verschiedenen Medikamente konnte auch hier ein ausgeglicheneres motorisches Profil erreicht werden, so daß sich die Zahl der Patienten mit Dyskinesien von 97 auf 77 reduzierte und der durchschnittliche Dyskinesie-Score um 49% von 1,5 auf 0,7 reduziert werden konnte (Tab. 3). Insgesamt decken sich diese Ergebnisse mit unseren früheren Erfahrungen [22, 23].

Die Lisurid-Therapie erwies sich als gut verträglich. In 63,2% der Fälle traten überhaupt keine Nebenwirkungen auf. Die bei den übrigen Patienten auftretenden Nebenwirkungen, vor allem psychische Veränderungen, gastrointestinale Beschwerden, Schlaflosigkeit und Schwindel waren meist nur mild und vorüberge-

Tabelle 3 Bei Patienten mit vorbestehenden Fluktuationen der Beweglichkeit und Dyskinesien gehen diese unter der zusätzlichen Lisurid-Medikation im Schweregrad deutlich zurück und verschwinden teilweise völlig. Das Bewertungssystem für die Dyskinesien beruhte auf einer globalen klinischen Einschätzung: 0 = fehlend; 1 = minimal; 2 = leicht; 3 = mäßig; 4 = schwer.

	Dauer der „off"-Phasen (Std.)	Dyskinesescore
Bei Aufnahme	3,7 ± 4,7 (n = 49)	1,5 ± 1,4 (n = 97)
Bei Entlassung	1,9 ± 4,2 (n = 43)	0,7 ± 0,8 (n = 77)

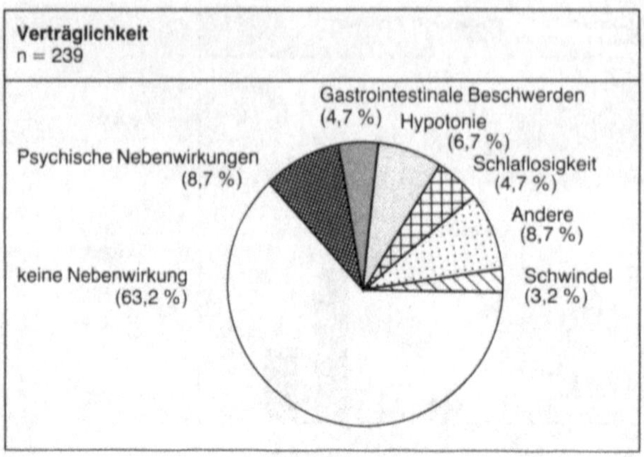

Abb. 3 Verteilung der Nebenwirkungen während der Addition von durchschnittlich 0,87 mg Lisurid zur vorbestehenden Standardmedikation.

hend (Abb. 3). Auf der anderen Seite kam es bei einem Teil der Patienten auch zur Abnahme vorher bestehenden Schwindels. Wie bei allen Dopaminergika zu erwarten [2, 6], verstärkte auch Lisurid die bei Parkinsonpatienten ohnehin vorhandene Tendenz zu niedrigeren Blutdrucken. Wir haben aber, wie auch andere Autoren [1, 3, 4, 6, 12, 19], den Eindruck, daß es unter Lisurid weniger Probleme mit Hypotension gibt als unter Bromocriptin.

In Einzelfällen fanden wir wie auch andere, daß durch geschickte Kombination von Lisurid und anderen Medikamenten im Zusammenhang mit pflegerischen Maßnahmen, vorher bestehende psychische Symptome, wie Halluzinationen und Depressionen, gebessert wurden. Anamnestisch bekannte exogene Psychosen scheinen also keineswegs eine absolute Kontraindikation für den Einsatz von Lisurid zu sein. Insgesamt war die Nebenwirkungsrate deutlich geringer, als nach früheren Studien zu erwarten war (Übersicht bei [14, 21]). Dies dürfte vor allem auf das vorsichtige Einschleichen und im Vergleich etwas niedrigere Gesamtdosen von 0,1 – 1,8 mg zurückzuführen sein.

Therapie mit Lisurid-i.v.

24 Patienten wurden zunächst mit Lisurid-i.v. in Dosierungen von 0,025 – 0,075 mg behandelt und erst anschließend auf eine orale Lisurid-Therapie umgestellt. Innerhalb einer Woche kam es zu einer Besserung in der Webster bzw. Columbia University Rating Scale auf etwa 70% der Ausgangswerte. Nach diesen Erfahrungen scheint Lisurid-i.v. besser verträglich als die äquipotente orale Medikation und somit geeignet, schneller wirksame Dosen zu erreichen und die bei rein oraler Therapie übliche langwierige Einschleichphase zu verkürzen. Während ein schlagartiges Umstellen von Lisurid-i.v. auf Lisurid-p.o. in etwa 30% der Fälle zu Übelkeit oder Erbrechen führte, scheint eine überlappende Umstellung entsprechend dem Schema in Tabelle 4 weitgehend problemlos zu sein.

Tabelle 4 Beginn der Therapie mit Lisurid-i. v. und anschließende gleitende Umstellung auf Lisurid-Tabletten (Amp. = Ampullen zu 0,025 mg Lisurid; Tabl. = Tabletten zu 0,2 mg Lisurid (Dopergin®))

Tag	morgens	mittags	abends
1. Tag	1 Amp.	1 Amp.	½ Tabl.
2. Tag	1 Amp.	1 Amp.	½ Tabl.
3. Tag	1 Amp.	1 Amp.	1 Tabl.
4. Tag	1 Amp.	½ Tabl. (½ A.)	1 Tabl.
5. Tag	1 Amp.	1 Tabl.	1 Tabl.
6. Tag	½ Tabl. (½ A.)	1 Tabl.	1 Tabl.
7. Tag	1 Tabl.	1 Tabl.	1 Tabl.

Retrospektive Analyse der Krankheitsverläufe im Hinblick auf unterschiedliche Medikamentenkombinationen

Eine für die Parkinson-Therapie entscheidende Frage ist, welche Medikamentenkombination den günstigsten Langzeitverlauf bietet.

Aufgrund klinischer Langzeitstudien [16–18] kann angenommen werden, daß durch einen frühzeitigen Einsatz von Dopaminagonisten wie Lisurid das Auftreten von Fluktuationen der Beweglichkeit vermindert wird. Aufgrund tierexperimenteller Befunde [5, 8, 10] sowie einer retrospektiven Analyse des Krankenguts von Birkmayer [2] wird diskutiert, ob MAO-B-Hemmer wie Deprenyl die Progression der Erkrankung vermindern können [11]. Prospektive kontrollierte Studien zur Langzeittherapie mit Deprenyl sowie Vergleichsstudien zwischen Deprenyl und Dopaminagonisten stehen jedoch noch aus.

Seit einiger Zeit werden in beiden Kliniken die Daten sämtlicher Patienten zentral gespeichert. Der entsprechende Erhebungsbogen erfaßt pro Patient ca. 150 items, die Auskunft über Vorgeschichte, Begleiterkrankungen, Symptomatik, Therapie und Nebenwirkungen geben. Hinsichtlich der biographischen und anamnestischen Daten der an den beiden Kliniken behandelten Patienten ergeben sich keine signifikanten Unterschiede.

In einer retrospektiven Analyse wurde versucht, Aufschluß darüber zu gewinnen, ob aus diesem Material Hinweise zu gewinnen sind, welche Medikamentenkombination den günstigsten Verlauf nach sich zieht. Dazu wurden die Patienten, die im Laufe der Zeit mehrfach in der Paracelsus-Elena-Klinik gewesen waren, in 3 Gruppen eingeteilt.

Gruppe 1: Patienten mit reiner L-Dopa-Therapie für mindestens 2 Jahre.
Gruppe 2: Patienten mit einer L-Dopa + Deprenyl-Therapie für mindestens 2 Jahre.
Gruppe 3: Patienten mit einer L-Dopa + Ergot-Derivat-Therapie (Bromocriptin bzw. Lisurid) für mindestens 2 Jahre.

Die demographischen Daten zum Zeitpunkt des letzten Klinikaufenthaltes dieser Patienten zeigt Tabelle 5. Wie aufgrund des bei uns üblichen therapeutischen Vorgehens zu erwarten, hatten die Patienten der Gruppe 3 (L-Dopa + Ergot-Derivate) die längste Erkrankungsdauer und die längste Dauer der L-Dopa-Vortherapie. Sie waren darüber hinaus zu Beginn des Beobachtungszeitraums schon deutlich schwerer erkrankt als die Patienten der beiden anderen Gruppen (Abb. 4).

Vergleicht man jedoch den Gesamt-Score der Webster Rating Scale zum Zeitpunkt der letzten Aufnahme mit dem Aufnahmebefund von im mittel 3,25 Jahren vorher, so zeigt sich in der Gruppe 1 mit L-Dopa Monotherapie eine signifikante Verschlechterung. In Gruppe 2 (L-Dopa + Deprenyl) und Gruppe 3 (L-Dopa +

Tabelle 5 Demographische Daten der Patienten, die in die retrospektive Analyse des Langzeitverlaufes einbezogen wurden.

	Gruppe I L-Dopa n = 133	Gruppe II L-Dopa + Deprenyl n = 113	Gruppe III L-Dopa + Dopaminagonisten n = 33
♂:♀%	56,7:43,4	60,9:39,1	52,8:47,2
Alter (Jahre)	68,47	64,12	66,80
Erkrankungs-Alter (Jahre)	59,81	53,70	54,78
Dauer der Erkrankung (Jahre)	8,53	10,39	11,75
Dauer der L-Dopa-Therapie (Jahre)	5,40	7,15	8,55
Dauer Deprenyl- bzw. Dopaminagonisten-Therapie (Jahre)		2,30	3,69

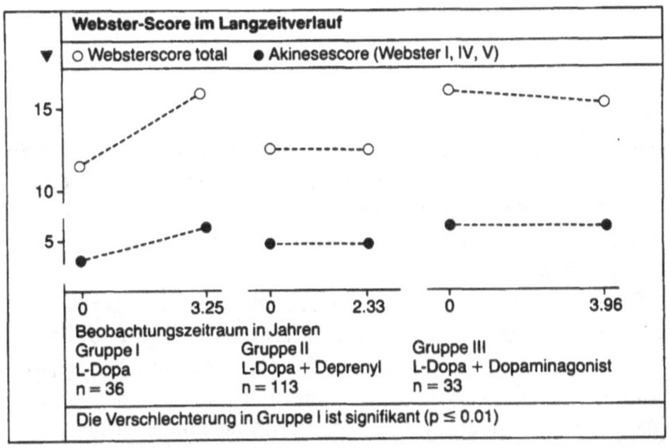

Abb. 4 Veränderung des Gesamtscores der Webster Rating Scale bei Klinikaufnahme in Abhängigkeit von unterschiedlichen Behandlungsstrategien. Während es unter L-Dopa-Monotherapie zu einer signifikanten Verschlechterung kommt, bleibt der Zustand in der Kombinationstherapie mit Deprenyl- bzw. Dopamin-Agonisten sowie Bromocriptin und Lisurid über 2,3 bzw. fast 4 Jahre konstant.

Bromocriptin bzw. Lisurid) ist der Webster Gesamt-Score in den letzten 2,33 bzw. 3,96 Jahren im mittel stabil geblieben. Dies bedeutet eine Überlegenheit der Kombinationstherapien gegenüber der L-Dopa-Monotherapie.

Inwieweit die Kombination L-Dopa + Ergot-Derivate gegenüber einer Deprenyl-Therapie Vorteile hat, läßt sich hieraus nicht ableiten. Bei beiden Kombinationen scheint die Wirkung hinsichtlich der Parkinson-Symptomatik konstant zu bleiben.

Unterschiede zwischen den beiden Gruppen liegen darin, daß die mit Ergot-Derivaten behandelten Patienten schon zu Behandlungsbeginn weitaus schwerer erkrankt waren, als die mit Deprenyl behandelten. Der Einfluß dieser Behandlungen auf die Entwicklung von Fluktuationen der Beweglichkeit, die besonders durch DA-Agonisten beeinflußt werden [16–18] sollen, wurde nicht untersucht.

Da die beschriebenen Fälle weiterhin beobachtet werden, lassen sich hierzu in einigen Jahren möglicherweise sicherere Aussagen machen. Interessant wäre dabei auch die Frage, wie sich eine bisher noch kleine Patientengruppe, die eine Dreifach-Therapie (L-Dopa + Ergot-Derivat + Deprenyl) über lange Zeit erhält, entwikkelt.

Insgesamt ergibt sich, daß Ergot-Derivate sowohl kurzfristig als auch langfristig einen günstigen Einfluß auf die Parkinson-Symptomatik haben. Wegen der fehlenden Zulassung war der Einsatz von Lisurid bisher weitgehend auf Problemfälle beschränkt. Aufgrund der guten Wirksamkeit und Verträglichkeit wird es nach der Zulassung sicherlich eine zunehmende Rolle in unseren Kliniken spielen.

Literatur

[1] Agnoli, A., S. Ruggieri, M. Baldassarre et al.: Dopaminergic ergots in Parkinsonism. In: D. B. Calne, R. Horowski, R. J. McDonald et al. (eds.): Lisuride and Other Dopamine Agonists, pp. 407–417. Raven Press, New York 1983.

[2] Birkmayer, W., P. Riederer: Die Parkinson-Krankheit (Biochemie, Klinik, Therapie). 2. Auflage, Springer Verlag, Wien, New York 1985.

[3] Camerlingo, M., E. Bottacchi, G. D'Alessandro et al.: Un anno di esperienza con ergot-derivati nel trattamento di monoterapia di pazienti Parkinsoniani di prima diagnosi. In: A. Agnoli, L. Battistin (eds.): L.I.M.P.E., Atti della 12. Riunione ‚Morbo di parkinson: le nuove terapie', pp. 188–196. Publ. D. Guanella, Roma 1986.

[4] Caraceni, T., P. Giovannini, E. Parati et al.: Bromocriptine and lisuride in Parkinson's disease. In: R. G. Hassler, J. F. Christ (eds.): Advances in Neurology, Vol. 40, pp. 531–535. Raven Press, New York 1984.

[5] Cohen, G.: The pathobiology of Parkinson's disease: Biochemical aspect of dopamine neuron senescence. J. Neural. Transm. (Suppl.) **19** (1983) 89–103.

[6] Danielczyk, W.: Toxische Arzneiwirkungen der Antiparkinsontherapie und ihre Vermeidbarkeit. Z. Gerontol. **17** (1984) 280–284.

[7] Fahn, St., S. Bressman: Should levodopa therapy for parkinsonism be started early or late? Evidence against early treatment. Can. J. Neurol. Sci. **11** (1984) 200.

[8] Heikkila, R. E., A. Hess, R. C. Duvoisin: Dopaminergic neurotoxicity of 1-methyl-4-phenyl-1,2,5,6-tetrahydropyridine in mice. Science **224** (1984) 1451–1453.

[9] Jellinger, K.: Lisurid in der Kombinationsbehandlung des Parkinson-Syndroms. Wien. Med. Wochenschr. **7/8** (1987) 155–159.

[10] Langston, J. W., PH. Ballard: Parkinsonism induced by 1-Methyl-4-Phenyl-1,2,5,6-Tetra-Hydropyridine (MPTP). Can. J. Neurol. Sci. **11** (1984) 160–166.

[11] Lees, A. J.: Current controversies in the use of selegeline hydrochloride. J. Neural. Transm. (Suppl.) **25** (1987) 157–162.

[12] Liebermann, A. N., G. Gopinathan, A. Neophytides et al.: Bromocriptine and lisuride in Parkinson's disease. Ann. Neurol. **13** (1983) 44–47.
[13] Liebermann, A. N., G. Gopinathan, A. Neophytides et al.: Pergolide and lisuride in advanced Parkinson's disease. In: R. G. Hassler, J. F. Crhist (eds.): Advances in Neurology, Vol. 40, pp. 503–507. Raven Press, New York 1984.
[14] McDonald, R. J., R. Horowski: Lisuride in the treatment of parkinsonism. Eur. Neurol. **22** (1983) 240–255.
[15] Muenter, M. D.: Should Levodopa Therapy Be Started Early or Late? Can. J. Neurol. Sci. **11**,1 (1984) 195–199.
[16] Rabey, J. M., M. Streifler, T. Treves et al.: Long term lisuride in Parkinson's disease. Ital. Neurol. Sci. **5** (Suppl. 7) (1987) 55.
[17] Rinne, U. K.: The importance of an early combination of a dopamine agonist and levodopa in the treatment of Parkinson's disease. In: J. van Manen, U. K. Rinne (eds.): Lisuride: A New Dopamine Agonist and Parkinson's Disease, pp. 64–71. Excerpta Medica, Amsterdam 1986.
[18] Rinne, U. K., I. Suchy: Lisuride in the treatment of early parkinson's disease. In: 1st European Congress of Neurology, Prague, April 18–22, 1988 (Abstract).
[19] Ruggieri, S., M. Baldassarre, S. Del Roscio et al.: Conforto tra ‚l'attivita' terapeutica della lisuride e della bromocriptina nel morbo di parkinson. In: Atti. della 7. Riv. LIMPE. Milano, 24./25. Oct. 1980.
[20] Schachter, M., M. P. Sheehy, J. P. Parkes et al.: Lisuride in the treatment of parkinsonism. Acta neurol. Scand. **62** (1980) 382–385.
[21] Suchy, I., R. Horowski: Use of ergot derivative lisuride in Parkinson's disease. In: R. G. Hassler, J. F. Christ (eds.): Advances in Neurology, Vol. 40, pp. 515–521. Raven Press, New York 1984.
[22] Ulm, G.: Experience with lisuride in the treatment of Parkinson's disease. In: D. B. Calne, R. Horowski, R. D. McDonald et al. (eds.): Lisuride and Other Dopamine Agonists, pp. 463–472. Raven Press, New York 1983.
[23] Ulm, G., I. Suchy: Drug treatment of Parkinson's disease with special reference to lisuride. In: J. van Manen, U. K. Rinne (eds.): Lisuride: A New Dopamine Agonist and Parkinson's Disease, pp. 55–63. Excerpta Medica, Amsterdam 1986.

Die Bedeutung einer frühzeitigen Kombination von Lisurid und L-Dopa in der Behandlung der Parkinson-Krankheit

U. K. Rinne

Zusammenfassung

Eine randomisierte prospektive Studie bei 90 neu erkrankten Parkinson-Patienten zeigte, daß eine 4jährige Kombinationsbehandlung von Lisurid und niedrigdosiertem L-Dopa zu einer vergleichbaren Besserung der Parkinson-Symptomatik, jedoch zu signifikant weniger Fluktuationen der Beweglichkeit wie End-of-dose-Akinese und Dyskinesien führte, als eine hochdosierte L-Dopa-Monotherapie. Eine 4jährige Lisurid-Monotherapie führte zwar ebenfalls zu signifikant weniger Fluktuationen der Beweglichkeit, aber auch zu einer geringeren Verbesserung der Parkinson-Symptomatik im Vergleich zur L-Dopa Monotherapie. Es erscheint ratsam, die Behandlung schon in einer frühen Phase der Parkinson-Krankheit mit einer niedrigen Dosis von L-Dopa in Kombination mit einem Dopamin-Agonisten wie Lisurid zu beginnen.

Einleitung

Durch Korrektur des striatalen Dopamin-Defizits mildert die L-Dopa-Behandlung die Symptome der Parkinson-Krankheit beträchtlich und führt zu einer wesentlichen Verbesserung der Lebensqualität von Parkinson-Patienten. Dennoch hat L-Dopa die Probleme in der Langzeitbehandlung des Parkinson nicht gelöst. Der vorteilhafte Effekt ist nicht dauerhaft und unter L-Dopa-Langzeittherapie treten später viele Probleme, insbesondere verschiedenartige Fluktuationen der Beweglichkeit, auf [11, 16, 20]. Der Entstehungsmechanismus dieser Fluktuationen ist noch nicht hinlänglich bekannt und der Umgang mit diesen Phänomenen ist ein ernstes Problem. Daher ist es wichtig zu versuchen, die Entwicklung solcher Komplikationen zu verhindern. Vorläufige Befunde mit Bromocriptin [12, 13, 15] und Pergolid [14] weisen in der Tat darauf hin, daß Dopamin-Agonisten in frühzeitiger Kombination mit L-Dopa in diesem Sinne wirksam sein könnten. Zur weiteren Klärung dieser Frage wurde bei neu erkrankten Parkinson-Patienten eine randomisierte prospektive 4-Jahresstudie mit Lisurid als Monotherapie und in der frühzeitigen Kombination Lisurid/L-Dopa im Vergleich zur L-Dopa-Monotherapie durchgeführt.

Methode

In die Studie wurden 90 „de novo"-Patienten mit idiopathischem Morbus Parkinson eingeschlossen. Sie waren vorher noch nicht mit L-Dopa therapiert und von den niedergelassenen Ärzten zur Einleitung einer dopaminergen Therapie an die Abteilung für Neurologie der Universität Turku überwiesen worden. Falls bereits mit Anticholinergika behandelt wurde, wurde diese Medikation auch während der Studie fortgeführt.

Die Patienten wurden in einem Randomisierungsverfahren einer L-Dopa-Monotherapie (Gruppe I), einer Lisurid-Monotherapie (Gruppe II) oder der frühen Kombination von L-Dopa und Lisurid (Gruppe III) zugeordnet. Falls das therapeutische Ansprechen auf Lisurid-Monotherapie (Gruppe II) nach 3monatiger

Langzeitstudie zur frühen Kombination von Lisurid und L-Dopa

Design: Randomisierter Parallelgruppenvergleich

Patienten: 90 „De novo" Pat. mit idiopathischem M. Parkinson ohne vorherige L-Dopa Therapie, Hoehn und Yahr Stadium I – III

	Anzahl:	Alter:	Dauer M.P.
I = L-Dopa/Benserazid	n = 30	61,4 ± 1,6	2,5 ± 0,2
II = Lisurid	n = 30	62,8 ± 1,3	2,2 ± 0,2
III = L-Dopa/Benserazid + Lisurid (frühe Kombination)	n = 30	60,7 ± 2,1	2,4 ± 0,2
→ IV = Lisurid + L-Dopa/Benserazid (späte Kombination)			

Abb. 1

Behandlung unzureichend war, wurde zusätzlich L-Dopa hinzugegeben. Auf diese Weise wurde eine zweite Gruppe mit Kombinationstherapie von Lisurid und L-Dopa (Gruppe IV) gebildet. Nach der Hoehn- und Yahr-Skala entsprachen die Patienten den Stadien I–III. Hinsichtlich der Schwere der Parkinson-Symptomatik und der biographischen Daten gab es vor Studienbeginn keine signifikanten Unterschiede zwischen den Behandlungsgruppen (Abb. 1). Die Dosis von Lisurid bzw. L-Dopa wurde langsam ansteigend soweit gesteigert, bis ein optimaler therapeutischer Effekt erreicht war. Nachuntersuchungen wurden nach 3, 6, 9 und 12 Monaten sowie danach alle 4 Monate durchgeführt.

Ergebnisse

Dosierungen

Tabelle 1 zeigt die mittlere, optimale Tagesdosis, die benötigt wurde. Es zeigte sich, daß in der Kombinationstherapie (Gruppe III und IV) die mittlere Lisurid-Dosis niedriger war als bei Lisurid-Monotherapie (Gruppe II). Unter der frühen Kombination von L-Dopa und Lisurid (Gruppe III) war die mittlere L-Dopa-Dosis hochsignifikant niedriger als bei den mit L-Dopa-Monotherapie behandelten Patienten (Gruppe I). Ähnliches gilt für die späte Kombination von Lisurid und L-Dopa (Gruppe IV), aber hier ist der Unterschied nur im 1. Behandlungsjahr statistisch signifikant.

Tabelle 1 Mittlere Tagesdosen (mg) und Anzahl (N) der behandelten Patienten in den ersten 4 Jahren (MW ± SEM)

	Behandlungsdauer							
	1 Jahr		2 Jahre		3 Jahre		4 Jahre	
Gruppe	mg	(n)	mg	(n)	mg	(n)	mg	(n)
Gruppe I								
L-Dopa	718±41	(30)	702±43	(27)	700±44	(26)	668±44	(25)
Gruppe II								
Lisurid	1.9±0.1	(16)	1.5±0.2	(10)	1.2±0.2	(6)	1.2±0.2	(5)
Gruppe III								
L-Dopa +	455±22***	(29)	446±23***	(28)	459±30***	(28)	484±40***	(27)
Lisurid	1.1±0.2**		1.1±0.2		1.1±0.2		1.1±0.1	
Gruppe IV								
Lisurid +	0.7±0.2***	(12)	0.7±0.2**	(15)	0.8±0.1	(19)	0.8±0.1	(20)
L-Dopa	575±49*		640±49		611±42		630±42	

* $P < 0.05$, ** $P < 0.01$, *** $P < 0.001$ verglichen mit L-Dopa Monotherapie (I) bzw. Lisurid-Monotherapie (II)

Wirksamkeit hinsichtlich der Parkinsonsymptomatik

Tabelle 2 zeigt das therapeutische Ansprechen gemessen anhand der Columbia University Rating Scale, das während einer 4jährigen Behandlungsdauer erreicht wurde.

In den ersten 3 Monaten der Behandlung hatte die Lisurid-Monotherapie eine signifikant geringere Besserung zur Folge als die L-Dopa-Monotherapie oder die frühe Kombination Lisurid und L-Dopa. Es schien nur ein kleiner Teil der

Tabelle 2 Verbesserung der Parkinsonsymptomatik (Columbia University Rating Scale) in % (MW ± SEM) des Ausgangswertes

	Behandlungsdauer							
	1 Jahr		2 Jahre		3 Jahre		4 Jahre	
Gruppe	%	(n)	%	(n)	%	(n)	%	(n)
Gruppe I								
L-Dopa	59±5	(30)	58±3	(27)	38± 3	(26)	25± 4	(25)
Gruppe II								
Lisurid	42±5*	(16)	39±7*	(10)	40±16	(6)	33±10	(5)
Gruppe III								
L-Dopa + Lisurid	65±3	(29)	59±3	(28)	47± 3	(28)	28± 3	(27)
Gruppe IV								
Lisurid + L-Dopa	50±3	(12)	48±3*	(15)	34± 3	(19)	29± 3	(20)

* $P < 0.05$ verglichen mit L-Dopa Monotherapie (Gruppe I)

Patienten auf die Lisurid-Monotherapie wirklich gut anzusprechen und eine langfristige Besserung zu haben. Daher wurden die meisten dieser Patienten in Gruppe IV überführt. Nach 2 Jahren wurden nur noch 33 % und nach 4 Jahren nur noch 17 % der ursprünglichen Gruppe II mit Lisurid-Monotherapie behandelt (Tab. 2).

Bei Gabe optimaler Tagesdosen bewirkte die frühzeitige Kombination von L-Dopa und Lisurid (Gruppe III) mit einer Reduktion der Parkinson-Symptomatik um 60 – 65 % eine vergleichbare Besserung wie die signifikant höher dosierte L-Dopa-Monotherapie (Gruppe I). Bei den Patienten der Gruppe II mit initial unzureichendem therapeutischen Ansprechen auf eine Lisurid-Monotherapie führte die Ergänzung von L-Dopa zu einer weiteren signifikanten Verbesserung, die nach 3 und 4 Jahren das gleiche Niveau erreichte wie bei den Patienten, die mit einer L-Dopa-Monotherapie behandelt wurden (Gruppe IV).

Fluktuationen der Beweglichkeit

Unter hochdosierter L-Dopa-Monotherapie (Gruppe I) entwickelten sich die ersten Dyskinesien und Dystonien schon im 1. Behandlungsjahr. Nach 4jähriger Behandlungsdauer litten 62 % dieser Patienten unter Peak-dose Dyskinesien. Ebenso stieg die Inzidenz von End-of-dose Akinesen unter L-Dopa-Monotherapie im Studienverlauf stark an, so daß nach 4 Jahren 52 % der Patienten aus Gruppe I ausgeprägte End-of-dose Akinesen hatten (Abb. 2, 3).

Die frühe Kombination von L-Dopa und Lisurid (Gruppe III) zeigte dagegen bei gleicher Besserung der Parkinson-Symptomatik im Langzeitverlauf signifikant weniger End-of-dose Akinesen und Peak-dose Dyskinesien als die L-Dopa-Monotherapie (Gruppe I). Auch in der Gruppe IV mit später Kombination von

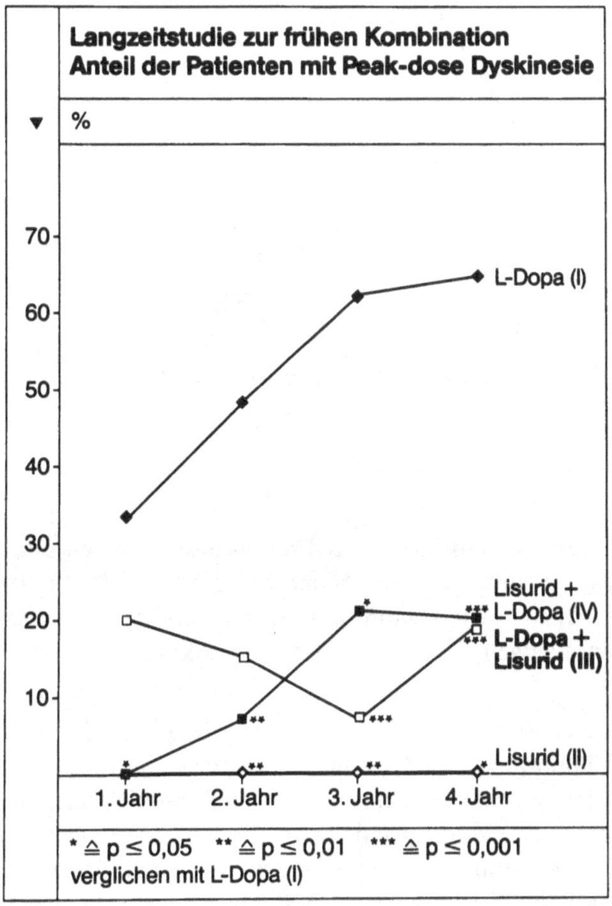

Abb. 2

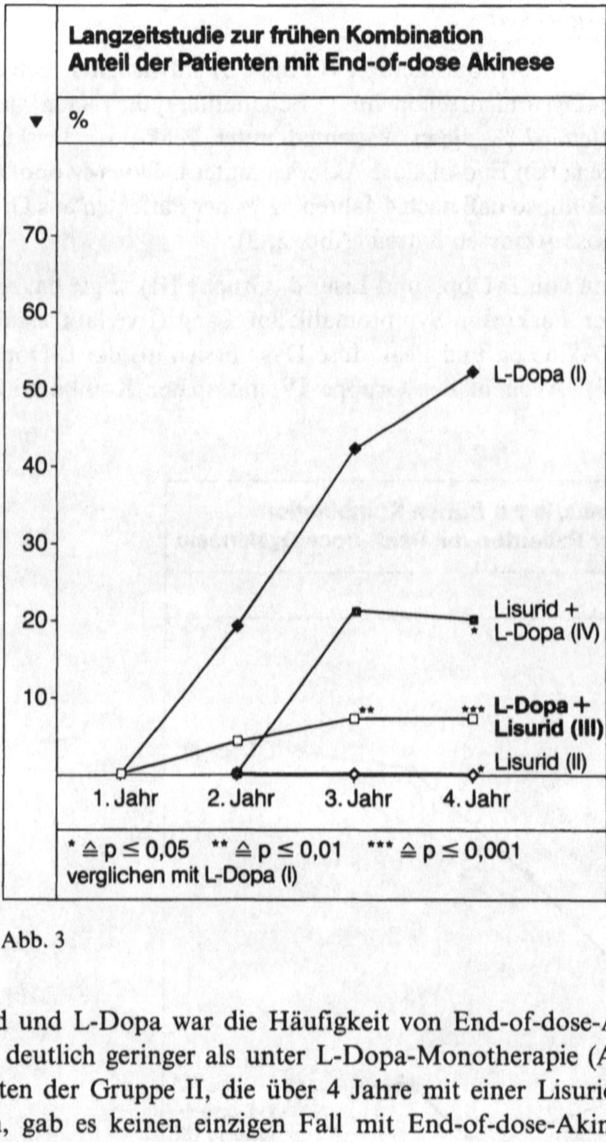

Abb. 3

Lisurid und L-Dopa war die Häufigkeit von End-of-dose-Akinesen und Dyskinesien deutlich geringer als unter L-Dopa-Monotherapie (Abb. 2, 3). Bei den 5 Patienten der Gruppe II, die über 4 Jahre mit einer Lisurid-Monotherapie auskamen, gab es keinen einzigen Fall mit End-of-dose-Akinese oder Peak-dose-Dyskinesien.

Auch hinsichtlich anderer Formen der Fluktuationen wie morgendliche Akinese, nächtliche Akinese, frühmorgendliche Dystonie und tägliche Dystonie zeigten sich in der Tendenz ähnliche, wenn auch nicht immer signifikante Unterschiede zwischen den Behandlungen. Freezing-Episoden entwickelten sich dagegen in jeder Gruppe, wenn auch nur bei wenigen Patienten. Vermutlich hängt dieses Phänomen eher mit der Progression der Erkrankung als mit den unterschiedlichen Behandlungen zusammen (Tab. 3).

Tabelle 3 Fluktuationen der Beweglichkeit nach 4 Jahren

Symptomatik	Gruppe I L-Dopa (n = 25)		Gruppe II Lisurid (n = 5)		Gruppe III L-Dopa + Lisurid (n = 27)		Gruppe IV Lisurid + L-Dopa (n = 20)	
	n	(%)	n	(%)	n	(%)	n	(%)
1. End-of-dose Akinese	13	(52)	0*	(0)	2***	(7)	4*	(20)
2. Frühmorgendliche Akinese	9	(36)	0	(0)	2*	(7)	3	(15)
3. Nächtliche Akinese	6	(24)	0	(0)	2	(7)	3	(15)
4. Dosisabhängiges Freezing	2	(8)	0	(0)	2	(7)	1	(5)
5. Dosisunabhängiges Freezing	2	(8)	0	(0)	2	(7)	3	(15)
6. Frühmorgendliche Dystonie	6	(24)	1	(20)	1*	(4)	2*	(10)
7. Dystonie während des Tages	11	(44)	0	(0)	2**	(7)	2*	(10)
8. Peak-dose Dyskinesie	16	(64)	0*	(0)	5***	(19)	4**	(20)

* $p < 0,05$, ** $p < 0,01$, *** $p < 0,001$ im Vergleich zu L-Dopa (I), Mantel-Haenszel-Text

Studienabbrüche und Nebenwirkungen

Der Hauptgrund für die Beendigung der Lisurid-Monotherapie war ein unzureichendes therapeutisches Ansprechen (Tab. 4). Diese Patienten wurden danach zusätzlich mit L-Dopa behandelt und als Gruppe IV weiter beobachtet. Psychiatrische Nebenwirkungen wie Halluzinationen und Verwirrtheit führten bei einem Patienten unter Lisurid-Monotherapie und bei vier Patienten der Lisurid/L-Dopa-Kombinationstherapien zur Beendigung der Therapie. Ferner verstarben während der 4jährigen Behandlung insgesamt 8 Patienten (Tab. 4). Bei 7 Patienten mit Lisurid-Monotherapie und bei 3 Patienten mit Lisurid- und L-Dopa-Kombinationstherapie wurde wegen Übelkeit eine zusätzliche Domperidon-Gabe erforderlich, nicht jedoch bei den Patienten, die ausschließlich mit L-Dopa behandelt wurden. In bezug auf andere klinisch wichtige Nebenwirkungen gab es zwischen

Tabelle 4 Therapieabbrüche innerhalb von 4 Jahren

Ursache:	Gruppe I L-Dopa (n = 30)	Gruppe II Lisurid (n = 30)	Gruppe III L-Dopa + Lisurid (n = 30)	Gruppe IV Lisurid + L-Dopa (n = 21)
mangelnde Wirkung	–	21	–	
Halluzinationen/Verwirrtheit	–	1	3	1
verstorben	5*	3**	–	–

* 2 Herzinfarkt, 2 Lungenembolie, 1 Sepsis, ** 1 Herzinfarkt, 1 Malignom, 1 Suicid

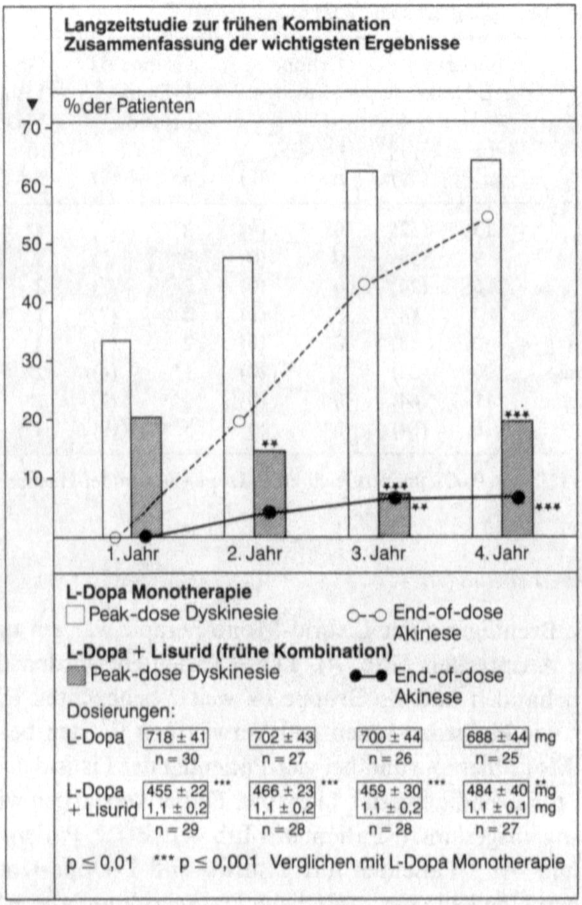

Abb. 4

den Behandlungsgruppen keine signifikanten Unterschiede. Trotz geringfügig höherer Nebenwirkungsraten erweist sich langfristig die frühe Kombination von L-Dopa und Lisurid einer L-Dopa-Monotherapie insgesamt als deutlich überlegen (Abb. 4).

Diskussion

Diese prospektive randomisierte Studie mit Nachbeobachtungen über 4 Jahre zeigt, daß die frühzeitige Kombinationstherapie mit Lisurid und L-Dopa in niedriger Dosierung nicht nur die Symptomatik der Parkinson-Krankheit bessert, sondern darüber hinaus die Entwicklung von Fluktuationen der Beweglichkeit, insbesondere End-of-dose Akinese und Peak-dose Dyskinesien zu verhindern scheint. Daher bestätigt diese randomisierte Studie die vorläufigen Befunde aus nichtrandomisierten Studien mit Bromocriptin [12, 13, 15] und Pergolid [14].

Ungeachtet der wichtigen Tatsache, daß Lisurid zu signifikant weniger Fluktuationen der Beweglichkeit als eine L-Dopa-Monotherapie führt, scheint es entsprechend der vorliegenden Befunde nicht so, daß Lisurid in der Monotherapie bei der Mehrzahl der Patienten als primäre Parkinson-Therapie geeignet ist. In dieser Hinsicht scheint das therapeutische Ansprechen auf Lisurid dem Ansprechen auf Bromocriptin [13, 15] und Pergolid [14] zu gleichen.

Warum ist Lisurid – wie Bromocriptin – bei den meisten neu erkrankten Parkinson-Patienten in der Monotherapie nicht ausreichend wirksam?

Diese Dopamin-Agonisten stimulieren nur oder überwiegend D-2-Dopamin-Rezeptoren [5, 7]. Wie in tierexperimentellen Untersuchungen gezeigt wurde [17, 18], scheint aber für ein gutes therapeutisches Ansprechen eine simultane Stimulation sowohl von D-2-Rezeptoren als auch von D-1-Rezeptoren erforderlich zu sein. Daher wird neben dem Dopamin-Agonisten auch das aus exogenem L-Dopa gebildete Dopamin benötigt. Theoretische Unterstützung für diese Überlegung leitet sich von der Hypothese ab, daß Dopamin-induzierte Veränderungen in der Konformation der Dopamin-Rezeptoren den synergistischen Effekt von L-Dopa und Dopamin-Agonisten erklären könnten [4]. Entsprechenden experimentellen Untersuchungen zufolge potenziert andererseits die Dopamin-induzierte Stimulation von D-1-Rezeptoren, die Wirkung von Dopamin-Agonisten auf D-2-Rezeptoren [19].

Warum treten unter Lisurid-Monotherapie oder unter frühzeitiger Kombinationstherapie mit L-Dopa und Lisurid seltener End-of-dose Akinesen und weniger Dyskinesien auf als unter hochdosierter L-Dopa-Monotherapie?

In der Kombinationstherapie von Lisurid und L-Dopa wird ein guter therapeutischer Erfolg mit niedrigeren L-Dopa-Dosen erreicht, als wenn L-Dopa alleine verwendet wird. Dies allein könnte ein wichtiger Faktor in der Verminderung des Risikos von Komplikationen unter langfristiger L-Dopa-Therapie darstellen [1, 9, 10]. Die Verhinderung von Fluktuationen der Beweglichkeit, insbesondere von End-of-dose Akinese, könnte aber nicht nur Folge der niedrigen L-Dopa-Dosis sein, sondern ebenso gut auf anderen Faktoren beruhen. In der Tat könnte die im Vergleich zu L-Dopa längere pharmakokinetische Wirksamkeit von Lisurid auf der Ebene von striatalen Dopamin-Rezeptoren das erreichte therapeutische Ansprechen beeinflussen.

Andererseits könnten aber auch Dopamin-Rezeptor-Mechanismen und ein Speicherdefekt von Dopamin im Striatum mitbeteiligt sein. Es wurde vermutet, daß

End-of-dose Störungen auf eine fehlerhafte Synthese, Speicherung und Freisetzung von Dopamin in den nigrostriatalen dopaminergen Neuronen zurückzuführen sein könnten. Ursache dafür soll eine Störung in den über präsynaptische D-2-Autorezeptoren vermittelten Feed-back-Mechanismen sein [2]. In der Tat wurde kürzlich in PET-Untersuchungen eine verminderte Speicherkapazität von striatalem Dopamin bei End-of-dose-Störungen gezeigt [6]. Es ist denkbar, daß in der Prävention dieses pathophysiologischen Prozesses die frühzeitige Kombinationstherapie von L-Dopa mit einem Dopamin-Agonist wie Lisurid oder Bromocriptin, die eine hohe Affinität zu präsynaptischen D-2-Autorezeptoren aufweisen, die normale Funktion der dopaminergen Neurotransmission im Striatum auf längere Zeit aufrechterhalten werden kann als mit einer L-Dopa-Monotherapie. So lassen die Effekte von mikroiontophoretisch appliziertem Lisurid auf die Endladungsrate dopaminerger Neuronen einen langanhaltenden Effekt von Lisurid auf D-2-Autorezeptoren vermuten [3].

Nach diesen Ergebnissen ist Lisurid ein Mixed agonist/antagonist. Wenn die Dopamin-Rezeptoren durch Dopamin oder andere Dopamin-Agonisten wie Apomorphin wiederholt stimuliert werden, wirkt Lisurid in diesem Modell als Antagonist. Umgekehrt, wenn die Dopamin-Rezeptoren unbesetzt sind, wirkt Lisurid als Agonist. So ist vorstellbar, daß Lisurid, aufgrund des striatalen Speicherdefektes, übermäßig freigesetztes Dopamin von den postsynaptischen Rezeptoren verdrängt und damit Hyperkinesen reduziert. Gleichzeitig wird eine Überstimulierung präsynaptischer Autorezeptoren verhindert und so die Speicherung und Freisetzung von Dopamin aufrechterhalten. Andererseits kann bei einem striatalen Dopamin-Mangel das sonst aus dem exogenen L-Dopa gebildete Dopamin in seiner Wirkung auf die postsynaptischen Rezeptoren ersetzt und so die Beweglichkeit gefördert werden.

So scheint die frühzeitige Kombination von einem Dopamin-Agonisten und L-Dopa ein besseres Gleichgewicht zwischen postsynaptischen D-1- und D-2-Rezeptoren sowie präsynaptischen D-2-Autorezeptoren aufrechtzuerhalten als eine hochdosierte L-Dopa-Monotherapie. Auf diese Weise ist es möglich, die normalen Feed-back-Mechanismen der dopaminergen Neurotransmission im Striatum über einen längeren Zeitraum aufrechtzuerhalten, als dies mit L-Dopa allein möglich wäre. Dies führt zu einer besseren Behandlung der Parkinson-Krankheit mit weniger Fluktuationen der Beweglichkeit.

Schlußfolgerungen

1. L-Dopa ist immer noch das effektivste Medikament in der primären Behandlung der Parkinson-Krankheit. In der Langzeittherapie kommt es jedoch zu steigender Inzidenz von Fluktuationen der Beweglichkeit.

2. Es ist wichtig, die Entwicklung dieser Fluktuationen zu verhindern. Dopamin-Agonisten scheinen hier eine Möglichkeit zu eröffnen.
3. Eine Lisurid-Monotherapie scheint auf lange Sicht nur bei einem kleinen Teil der Parkinson-Patienten zu ausreichender Besserung der Parkinson-Symptomatik zu führen.
4. Die Lisurid-Monotherapie führt langfristig zwar zu geringer Besserung der Parkinson-Symptomatik, aber auch signifikant weniger Fluktuationen der Beweglichkeit als die L-Dopa-Monotherapie.
5. Die frühe Kombination niedriger submaximaler Dosen von L-Dopa und Lisurid verbessert die Parkinson-Symptomatik im gleichen Maß wie optimale L-Dopa-Dosen, aber verhindert gleichzeitig die Entwicklung von Fluktuationen der Beweglichkeit, insbesondere End-of-dose Akinese und Dyskinesien.
6. Die Behandlung des Morbus Parkinson sollte schon in frühen Krankheitsphasen mit niedrigen submaximalen L-Dopa-Dosen in Kombination mit einem Dopamin-Agonisten wie Lisurid begonnen werden.

Literatur

[1] Birkmayer, W.: Medical treatment of Parkinson's disease: General review, past and present. In: W. Birkmayer, O. Hornykiewicz (eds.): Advances in Parkinsonism, pp. 407–423. Editiones Roche, Basle 1976.

[2] Carlsson, A.: Are „on-off" effects during chronic L-Dopa treatment due to faulty feedback control of the nigrostriatal dopamine pathway? J. Neural Transm. **19** (1983) 153–161.

[3] Gessa, G. L.: Agonist and antagonist actions of lisuride on dopamine neurons: electrophysiological evidence. J. Neural Transm. (Suppl.) **27** (1988) 201–210.

[4] Goldstein, M., A. Lieberman, E. Meller: A possible molecular mechanism for the antiparkinsonian action of bromocriptine in combination with levodopa. Trends Pharmacol. Sci. **6** (1985) 436–437.

[5] Horowski, R., H. Wachtel: Pharmacological effects of lisuride in rodents mediated by dopaminergic receptors: mechanism of action and influence of chronic treatment with lisuride. In: K. Fuxe, D. B. Calne (eds.): Dopaminergic ergot derivatives and motor function, pp. 237–251. Pergamon Press, Oxford 1979.

[6] Leenders, K. L., S. Herold, A. J. Palmer et al.: Human cerebral dopamine system measured in vivo using PET. J. Cerebral Blood Flow Metab. **5/1** (1985) 157–158.

[7] Markstein, R.: Neurochemical effects of some ergot derivatives: a basis for their antiparkinsonian actions. J. Neural Transm. **51** (1981) 39–59.

[8] Ogawa, N., Y. Yamawaki, H. Kuroda et al.: Differences in the effects of levodopa and bromocriptine on rat striatal dopamine receptors. Neurosciences **10** (1984) 259–266.

[9] Poewe, W. H., A. J. Lees, G. M. Stern: Low-dose L-Dopa therapy in Parkinson's disease: A 6-year follow-up study. Neurology **36** (1986) 1528–1530.

[10] Rajput, A. H., W. Stern, W. H. Laverty: Chronic low-dose levodopa therapy in Parkinson's disease: an argument for delaying levodopa therapy. Neurology **34** (1984) 991–996.

[11] Rinne, U. K.: Treatment of Parkinson's disease: problems with a progressing disease. J. Neural Transm. **51** (1981) 161–174.

[12] Rinne, U. K.: New ergot derivatives in the treatment of Parkinson's disease. In: D. B. Calne, R. Horowski, R. J. McDonald et al. (eds.): Lisuride and other dopamine agonists, pp. 431–442. Raven Press, New York 1983.

[13] Rinne, U. K.: Combined bromocriptine-levodopa therapy early in Parkinson's disease. Neurology **13** (1985) 1196–1198.

[14] Rinne, U. K.: Dopamine agonists as primary treatment in Parkinson's disease. In: M. D. Yahr, K. J. Bergmann (eds.): Advances in neurology, pp. 519–523. Raven Press, New York 1986.

[15] Rinne, U. K.: Early combination of bromocriptine and levodopa in the treatment of Parkinson's disease: A 5-year follow-up. Neurology **37** (1987) 826–828.

[16] Rinne, U. K., V. Sonninen, T. Siirtola: Long-term treatment of parkonsonism with L-Dopa and decarboxylase inhibitor: A clinical and biochemical approach. In: W. Birkmayer, O. Hornykiewicz (eds.): Advances in Parkinsonism, pp. 555–565. Editiones Roche, Basle 1976.

[17] Robertson, G. S., H. A. Robertson: Synergistic effects of D1 and D2 dopamine agonists on turning behaviour in rats. Brain Res. **384** (1986) 387–390.

[18] Starr, B. S., M. S. Starr: Behavioural interactions involving D_1 and D_2 dopamine receptors in non-habituated mice. Neuropharmacology **26** (1987) 613–619.

[19] Waddington, J. L.: Behavioural correlates of the action of selective D-1 dopamine receptor antagonists. Impact of SCH 23390 and SKF 8366, and functionally interactive D-1:D-2 receptor system. Biochem. Pharmacol. **35** (1986) 3661–3667.

[20] Yahr, M. D.: Evaluation of long-term therapy in Parkinson's disease: Mortality and therapeutic efficacy. In: W. Birkmayer, O. Hornykiewicz (eds.): Advances in Parkinsonism, pp. 435–443. Editiones Roche, Basle 1976.

Dieser Beitrag wurde von Stephan Dressler übersetzt.

Zusammenfassung der Diskussion

Schneider: In den verschiedenen Studien, insbesondere bei den Untersuchungsergebnissen von Frau Ulm und LeWitt, ist mir aufgefallen, daß, zum Teil im Vergleich mit Bromocriptin, besonders die Akinese, weniger Tremor und Rigor, günstig beeinflußt wurde. Bei LeWitt war die Hypomimie der entscheidende Faktor für die Verbesserung der Akinese. Gehen diese Ergebnisse nicht teilweise darauf zurück, daß die Stimmung oder die Antriebslage besonders günstig beeinflußt wurde? Gibt es Untersuchungen, vielleicht auch testpsychologischer Art, zu diesem Faktor?

Frieling: Im Zusammenhang mit der Studie von LeWitt wurden derartige Untersuchungen meines Wissens nicht gemacht.

Ulm: Den Patienten geht es prinzipiell besser, dabei bessert sich auch die Mimik. Es ist sicher schwer zu unterscheiden, wieviel hierbei auf das Konto der Akinese bzw. der Depressionsaufhellung geht. Testpsychologisch haben wir den psychischen Zustand nicht untersucht. In bezug auf den Tremor meine ich, daß wir ein anderes Krankengut untersucht haben. Bei unseren Patienten hat der Tremor kaum eine Rolle gespielt. Im Vordergrund standen die Fluktuationen. Gelegentlich war ein geringer Tremor vorhanden, der sich auch besserte. Vermutlich ist die Tremordämpfung bei einer Intialbehandlung wesentlich deutlicher, wenn der Tremor ein führendes Kardinal-Symptom ist. Aus unseren Untersuchungen geht dies wegen des anderen Krankengutes nicht hervor.

Fünfgeld: Haben Sie gelegentlich von Bromocriptin auf Lisurid umgesetzt? Wir konnten gelegentlich mit gutem Erfolg von Bromocriptin auf Lisurid umsetzen und hatten den Eindruck, daß es besser verträglich ist. Haben Sie eventuell Änderungen unter Lisurid gesehen, wenn eine Dopa-Unverträglichkeit auftrat? Wir haben einige Fälle, wo es so scheint, daß die Dopa-Verträglichkeit unter Lisurid besser ist.

Ulm: Wir sind relativ pragmatisch und geben ein noch nicht im Handel befindliches Präparat erst dann, wenn wir mit den anderen nicht zurechtkommen. Lisurid setzen wir also erst dann ein, wenn Bromocriptin wegen mangelnder Wirkung oder auch Nebenwirkungen nicht in Frage kommt. Bei vielen Patienten versuchen wir allerdings Bromocriptin erst gar nicht, weil diese uns berichten, daß sie es zu Hause nicht vertragen hätten. Wir prüfen das im Einzelfall nicht nach, sondern beginnen dann mit Lisurid. Es ist aber durchaus möglich, daß die vom Patienten beschriebene Unverträglichkeit von Bromocriptin gar nicht besteht. Möglicherweise ist im häuslichen Rahmen nur zu schnell aufdosiert worden, oder unspezifische Begleiterscheinungen wurden als „Unverträglichkeit“ dem Präparat angelastet. Wir können also schlecht sagen, ob Lisurid generell besser ist als Bromocriptin. Ich habe lediglich den Eindruck, daß es gut verträglich ist.

Wenn Sie mit Dopa-Unverträglichkeit, Nebenwirkungen etwa in Form von Halluzinationen meinen, so kann ich nicht unbedingt sehen, daß Lisurid hier Vorteile bringen könnte. Es gelingt allerdings häufig durch geschickte Kombination der Präparate im Hinblick auf Dosis und Häufigkeit der Einnahmen, auch solche Nebenwirkungen zum Abklingen zu bringen, bei ausreichender Beweglichkeit.

Mertens: Kann man über die Dauer der Wirksamkeit von Bromocriptin und Lisurid etwas sagen?

Frieling: Direkte Vergleichsstudien wurden immer nur über kürzere Zeiträume durchgeführt. Wir können nur einige Daten zu Lisurid anführen. Die Patienten zum Beispiel von Rabey wurden über vier Jahre nachbeobachtet, und die Wirksamkeit blieb ungefähr gleich. Aus den Ergebnissen von Professor Rinne geht hervor, daß sich die Patienten wie bei allen Therapien mit zunehmender Erkrankungsdauer verschlechtern. Es ist natürlich die Frage, ob man das als Abnahme der Wirksamkeit oder als Fortschreiten der Erkrankung interpretiert, das natürlich auch durch Lisurid nicht aufgehalten wird. Insgesamt kann man aber sagen, daß die Kombination mit Lisurid im Langzeitverlauf einer L-Dopa-Monotherapie überlegen zu sein scheint.

Steinbrecher: Herr Wachtel sagte mir, daß bei Nagern eine Steigerung der Wirkung, sowohl in Bezug auf die Dauer als auch auf die Intensität, nach den einzelnen Lisurid-Gaben erfolgt. Kann man aus klinischen Studien ähnliche Effekte ableiten und wenn ja, wie erklären, wenn Kumulation ausscheidet?

Ulm: In der Praxis wird man die Dosis langsam steigern, bis man meint, der Effekt ist ausreichend. Bei weiterer Steigerung treten dann eventuell Nebenwirkungen, zum Beispiel Verwirrtheitszustände, Halluzinationen oder Dyskinesien auf. Dann kann man keinen weiteren Effekt auf die Beweglichkeit mehr erreichen. Man kann sagen, daß der Patient bei 0,8 mg, die wir im Durchschnitt gegeben haben, ausreichend beweglich war. Wir hatten den Eindruck, eine noch höhere Dosis lohnt sich nicht, steigerten jedoch gelegentlich nochmals, und wenn der Patient nach ein, zwei Wochen keine Besserung zeigte, nahmen wir die Dosis wieder zurück.

Przuntek: Wir beobachten, daß wir die anfänglich klinisch notwendige Dosis zur optimalen Therapie des Patienten nach drei bis vier Monaten oder einem längeren Zeitraum unbedingt reduzieren müssen, um keine Nebenwirkungen in Kauf nehmen zu müssen. Der motorische Effekt bleibt annähernd gleich.

Salganik: Ich möchte einige Bemerkungen zu Erfahrungen mit Bromocriptin und Lisurid-Behandlung machen. Patienten in der ambulanten Praxis lehnen eine weitere Behandlung mit Bromocriptin nach kurzer Einnahme häufig wegen der Nebenwirkungen ab. Die parenterale Therapie mit Lisurid ist effektiver als die perorale Therapie. Bei meiner Studie habe ich parenterale und perorale Therapie durchgeführt und bemerkt, daß Patienten auf parenterale Lisurid-Gabe besser ansprachen. Aber ich meine, wenn ich Patienten mit Tabletten weiterbehandelt habe, ließ der Effekt ein wenig nach. Wurde dann wieder parenterale Therapie durchgeführt, war der Effekt wieder besser. Ich meine, die Durchführung von parenteraler und peroraler Therapie würde wahrscheinlich zu einem besseren Effekt führen.

Ulm: Ich kann das nicht unbedingt bestätigen. Wenn man nach dem von Herrn Frieling angegebenen Schema verfährt, wo ja langsam die orale Therapie neben der Injektion aufgebaut wird, ist der Effekt nach sieben Tagen stabil.

Frieling: Das ist natürlich ein Dosisproblem. Die Bioverfügbarkeit von Lisurid unterliegt ja starken Schwankungen. Wir haben angegeben, daß eine Ampulle in der Wirkung einer Tablette entspricht, aber das muß natürlich nicht für jeden Patienten so stimmen. Unter Umständen hat bei Ihrem Patienten eine schlechte Resorption vorgelegen, und der Patient hätte mehr Tabletten benötigt als üblich.

Ulm: Nach sieben Tagen ist man bei 0,6 mg. Die Durchschnittsdosis liegt ja höher und kann im Einzelfall durchaus höher sein.

Claus: Wie würden Sie Amantadin, bezogen auf den Vergleich von L-Dopa und Deprenyl, in seiner Wirkung einschätzen? Patienten in der Spätphase bekommen ja Dopamin häufig kombiniert, nicht selten mit Amantadin. Gibt es eventuell Hinweise, ob es sinnvoll ist, bei der Anwendung von Lisurid andere Präparate, zum Beispiel Deprenyl oder Amantadin, abzusetzen?

Ulm: Wir würden ein Präparat beibehalten, solange wir von seiner Wirksamkeit noch überzeugt sind und ein weiteres dazugeben. Wir benutzen natürlich weiterhin Amantadin, Anticholinergika und andere übliche Präparate. In unseren drei Gruppen gab es Patienten, die zusätzlich Amantadin und Anticholinergika hatten. Da dies in allen Gruppen gleichermaßen gehandhabt wurde, haben wir das in der Auswertung weggelassen.

Fischer: Die Patienten hatten also teilweise Fünf- und Sechsfach-Kombinationen?

Ulm: Möglicherweise Fünffachkombinationen.

Ferbert: Weiß man, ob Dopamin-Agonisten überhaupt einen Effekt auf den Krankheitsprozeß beim Parkinson-Syndrom haben? Man hat dies ja beim Dopa vermutet und empfiehlt daher, initial vorsichtig zu dosieren. Man müßte also auch hier gegebenenfalls sehr vorsichtig mit der Behandlung sein?

Ulm: Meines Wissens nach gibt es eine Studie von Lees und Stern. Hier wurden Patientengruppen verglichen, die initial als Monotherapie L-Dopa bzw. Bromocriptin erhielten. Gefunden wurde, daß die Bromocriptin-Gruppe später schlechter auf die Kombination mit L-Dopa ansprach als umgekehrt, die Bromocriptin-Gruppe, die später zusätzlich L-Dopa erhielt. Warum das so ist, bleibt offen.

Frieling: Meines Wissens wurde diese Arbeit nie bestätigt. Die Ergebnisse von Professor Rinne sind bei den Patienten, die Lisurid als Monotherapie erhalten haben und erst später auf eine Kombination eingestellt wurden, im Prinzip genauso gut wie bei Patienten, die von Anfang an mit Lisurid und L-Dopa behandelt wurden. Es ergibt sich kein Hinweis darauf, daß bei diesen Patienten L-Dopa nicht mehr wirkt.

N. N.: Sprechen die Ergebnisse Ihrer Studie, Herr Rinne, für einen späten Beginn der L-Dopa-Therapie bei Parkinson-Syndrom?

Rinne: Es gibt drei Möglichkeiten, das Auftreten von Fluktuationen zu verhindern. Zunächst den verzögerten Beginn der L-Dopa-Behandlung, dann die Verwendung einer niedrigeren Dosis von L-Dopa, und schließlich die frühzeitige Kombinationstherapie mit einem Dopaminagonisten und L-Dopa, was nach meiner Erfahrung am wirkungsvollsten ist. Bei frühzeitiger L-Dopa-Monotherapie haben Sie nach drei, vier Jahren viel mit Fluktuationen zu tun, insbesondere der End-of-dose Akinese. Kann man durch frühzeitige L-Dopa-Therapie den Patienten zusätzliche Lebensjahre bieten? Dies war bei Birkmayer unter der Therapie mit L-Dopa und Deprenyl der Fall, ist jedoch auch bei L-Dopa-Monotherapie möglich. Nachbeobachtungen bei unseren Patienten mit L-Dopa-Behandlung seit den sechziger Jahren zeigen, daß leichte, mittlere und schwere Behinderungen auftreten, und daß ein Aufschub der L-Dopa-Therapie nicht sinnvoll ist. Diese Nachbeobachtungen zeigen auch, daß man vier bis sechs Jahre gewinnt, wenn man die L-Dopa-Behandlung im Stadium I oder II beginnt, diese Möglichkeit aber verliert, wenn die Therapie erst in den Stadien III bis V beginnt. Ein Aufschub der L-Dopa-Therapie wirkt sich andererseits auf die Entwicklung von Fluktuationen positiv aus. Eine frühzeitige Kombinationstherapie mit einem Dopamin-Agonisten wie Lisurid und L-Dopa ist als Therapie in einer frühen Phase sehr schön, daher schlage ich einen Aufschub für eine initiale L-Dopa-Monotherapie vor, nicht jedoch für eine derartige frühzeitige Kombinationstherapie.

N. N.: Haben Sie eine quantitative Bewertung von Patienten versucht, bei denen eine langfristige L-Dopa-Monotherapie durchgeführt wurde? Erreichen diese Patienten das Niveau von Patienten, die von Anfang an mit Lisurid und L-Dopa behandelt wurden, nachdem sie die Behandlung auf Lisurid und L-Dopa umgesetzt haben?

Rinne: Die Indikation zur Therapie mit Dopamin-Agonisten war ursprünglich die adjuvante Therapie, falls das therapeutische Ansprechen nachließ oder Fluktuationen auftraten. Natürlich kann man das einmal untersuchen, es war aber nicht das Design unserer Studie. Wir versuchten, Patienten solange wie möglich mit Lisurid-Monotherapie zu behandeln. Wenn ich bei diesen Patienten nach drei Monaten, einem Jahr oder sogar nach drei Jahren L-Dopa in der Behandlung hinzufüge, gibt es eine weitere signifikante Verbesserung. Von Stern wurden möglicherweise Patienten in sehr fortgeschrittenen Krankheitsstadien behandelt, da von ungenügender Besserung berichtet wurde. Bei uns war mit anderen Dopamin-Agonisten ebenso wie bei Lisurid eine deutliche Besserung zu sehen, wenn L-Dopa nachträglich hinzugegeben wurde. Lisurid wirkt zumindest bei neuerkrankten, nicht mit L-Dopa vorbehandelten Parkinson-Patienten.

Vogel: Die Resultate mit Lisurid scheinen den Ergebnissen mit Bromocriptin bei frühzeitiger Therapie zu gleichen. Ziehen Sie Lisurid anderen Ergotalkaloiden vor? Alle anderen Pharmaka sind seit mehreren Jahren im Gebrauch und haben sich als relativ sicher erwiesen.

Rinne: Ich habe keine randomisierte, vergleichende Studie zu der Frage durchgeführt, welcher der Dopamin-Agonisten besser wirkt. Mir scheint aber zwischen all diesen Pharmaka kein signifikanter Unterschied zu bestehen.

N. N.: Haben Sie Erfahrungen mit dem drug-holiday, konnten Sie möglicherweise eine niedrigere Zahl von Fluktuationen beobachten?

Rinne: Das drug-holiday ist nach meiner Auffassung ein Mittel, die Gesamtdosis von Dopamin zu senken. Möglicherweise treten weniger Fluktuationen auf.

Fasshauer: Wie beurteilen Sie eine frühzeitige Kombinationstherapie mit Deprenyl und L-Dopa anstelle einer Lisurid-Monotherapie oder einer Kombinationstherapie mit Lisurid und L-Dopa?

Rinne: Im Hinblick auf eine mögliche Bedeutung toxischer Metabolite von Dopamin ist das ein wichtiger Punkt. Es ist unklar, welche Rolle MAO-Hemmer bei langfristigem therapeutischen Ansprechen oder bei der Überlebensrate von Patienten spielen. Ich bin nicht davon überzeugt, daß man durch Verwendung von Deprenyl und L-Dopa die Progredienz der Krankheit verhindern kann. Zum Beispiel ist in unserem Patientengut die Lebenserwartung der mit L-Dopa-Monotherapie behandelten Patienten genauso hoch wie bei denen unter Deprenyl und L-Dopa, über die Birkmayer berichtet hat. Vielleicht waren seine L-Dopa-behandelten Patienten schon zu fortgeschritten. Da es sich nicht um eine randomisierte kontrollierte Studie gehandelt hat, kann man eigentlich keine so weitreichenden Schlüsse aus dieser Arbeit ziehen. Bei der Kombinationstherapie mit Deprenyl und L-Dopa kann man aber auf der anderen Seite die L-Dopa-Dosis signifikant senken, und so besteht vielleicht eine Möglichkeit, die durch L-Dopa induzierten Komplikationen hinauszuzögern. Wir haben eine Patientengruppe mit L-Dopa, Deprenyl und Lisurid behandelt und über fast drei Jahre beobachtet.

Bei dieser dreifachen Therapie mit 10 mg Deprenyl, 1,5 mg Lisurid werden nur ungefähr 200 mg L-Dopa für ein optimales therapeutisches Ansprechen benötigt. Ob dies besser ist als die frühe Kombination L-Dopa/Lisurid kann ich aber erst in zwei Jahren sagen.

Horowski: Sie schlagen eine Kombination der pharmakokinetischen und pharmakologischen Mechanismen vor, die an einer Verhinderung oder einem Aufschub von Fluktuationen beteiligt sind. Ich denke, beide Möglichkeiten könnten durch frühzeitige Kombinationstherapie mit Tergurid hinsichtlich ihrer Rolle und Relevanz geprüft werden, denn hier haben wir einen überwiegend präsynaptischen Mechanismus und weniger Effekte auf postsynaptische Systeme. Andererseits planen wir eine Studie zur kontinuierlichen Infusion von Lisurid bei neuerkrankten Patienten. Diese komplizierte Studie könnte uns sagen, ob die Pharmakokinetik und ein sehr stabiler Spiegel von dopaminergen Medikamenten und die kontinuierliche Stimulation bei der Hinauszögerung von Fluktuationen eine Rolle spielen.

Rinne: Ich stimme Ihren Schlußfolgerungen zu. Ich vermute, daß postsynaptische Mechanismen hier beteiligt sind. Eine derartige Studie wäre daher sehr interessant und wichtig.

Die parenterale Anwendung von Lisurid: kinetische Grundlagen und erste Erfahrungen

I. Suchy, W. Krause

Die Wirkweise eines Medikaments wird wesentlich von seiner Kinetik beeinflußt, d. h. von seiner Aufnahme in den Körper, seiner Verteilung und seiner Ausscheidung. Die Frage, auf die es ankommt, ist: Ist zum richtigen Zeitpunkt die erforderliche Menge des Wirkstoffs am Wirkort? Zur besseren Veranschaulichung der Wirkung eines Antiparkinsonmedikaments und des möglichen Zusammenhangs zwischen kinetischen Gegebenheiten und der Entstehung von motorischen Fluktuationen soll deren zeitlicher Ablauf in vier aufeinanderfolgenden Stufen dargestellt werden:

– Wirkstoffspiegel im Plasma:	Peripherie
– intrazerebraler Wirkstoffspiegel:	ZNS
– Stimulierung dopaminerger Neurone in den Basalganglien:	ZNS
– die Beweglichkeit des Parkinsonpatienten:	Peripherie

Während die peripheren Parameter direkt meßbar sind, kann auf die zentralen bisher nur mittelbar geschlossen werden. Es ist jedoch zu hoffen, daß sich auch in naher Zukunft mit Hilfe von PET-Untersuchungen intrazerebrale Funktionen quantitativ erfassen lassen.

Zu Beginn der oralen Behandlung von Parkinsonpatienten mit L-Dopa oder Lisurid ist die Situation folgende: Der Wirkstoffspiegel im Plasma steigt nach der Aufnahme einer oralen Dosis an und fällt langsam wieder ab. Die Höhe der Spitze und die Steilheit des Anstiegs sind abhängig von der Menge des Wirkstoffs, der Schnelligkeit seiner Resorption aus dem Magen-Darm-Trakt, dem Ausmaß des metabolischen Abbaus beim ersten Durchgang durch die Leber (dem sog. First-pass-effect) und der Schnelligkeit seines Verlassens des Blutes, d. h. seiner Verteilung im Organismus und seiner Metabolisierung.

Für Lisurid ist die Resorption aus dem Magen-Darm-Trakt unproblematisch und vollständig. Der First-pass-effect beträgt jedoch 80–90%, das bedeutet, daß nur 10–20% der resorbierten Dosis in den großen Kreislauf gelangen und damit die Möglichkeit haben, durch die Blut-Hirn-Schranke an den Wirkort, die dopaminergen Rezeptoren in den Basalganglien, zu gelangen. In ungefähr 2 Stunden fällt der Plasmaspiegel des Lisurid auf die Hälfte ab, d. h. die Plasmaeliminationshalbwertszeit beträgt ca. 2 Stunden [1].

Beim L-Dopa (gleichzeitige Gabe eines peripheren Decarboxylasehemmers (PDH) vorausgesetzt – dies ist bei Verwendung des handelsüblichen Madopar® oder Nacom® automatisch der Fall) sieht die Situation ähnlich aus. Die Resorption des L-Dopa ist zwar weniger zuverlässig als bei Lisurid, der First-pass-effect ist jedoch unbedeutend; die Halbwertszeit ist mit 60–90 Minuten etwas kürzer als beim Lisurid. Die Plasmaspiegel sind ebenso wie beim Lisurid unter oraler Therapie bei üblichen Dosisintervallen nicht konstant. Beide Substanzen passieren die Blut-Hirn-Schranke. L-Dopa ist dazu auf einen Transportmechanismus angewiesen, an dem andere Aminosäuren konkurrierend auftreten können. Erstens ist dies von Bedeutung nach eiweißreichen Mahlzeiten und kann dazu führen, daß die L-Dopadosis des Parkinsonpatienten ihren Wirkort nur sehr verzögert erreicht. Zweitens ist die Konkurrenzsituation des L-Dopa zum 3-O-Methyldopa sowohl an der Blut-Hirn-Schranke wie am Rezeptor wiederholt als Ursache der Fluktuationen der Beweglichkeit diskutiert worden. 3-O-Methyldopa, ein Abbauprodukt des L-Dopa, erreicht wegen seiner hohen Plasmaeliminationshalbwertszeit Plasmaspiegel, die weit über denen des L-Dopa liegen. Dennoch ist die Gesamtmenge wohl nicht ausreichend, um L-Dopa zu verdrängen und um als Ursache einer veränderten L-Dopa-Wirkung bei langdauernder Therapie in Frage zu kommen.

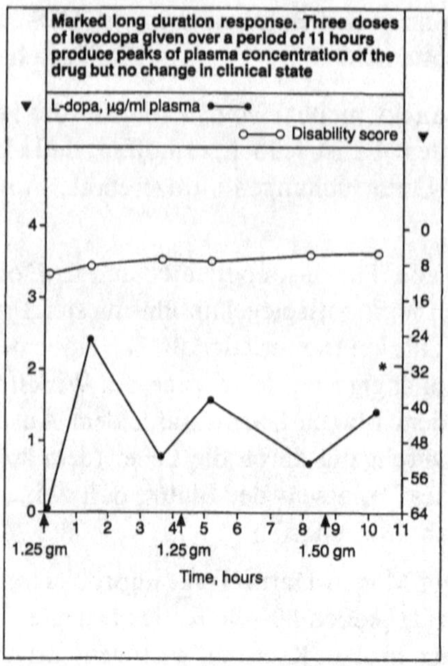

Abb. 1 Anhaltende Medikamentenwirkung trotz stark schwankender Plasmaspiegel. Nach Muenter [2].

Lisurid passiert die Blut-Hirn-Schranke ohne Verzögerung. Man kann annehmen, daß die intrazerebralen Wirkstoffspiegel sowohl von Lisurid wie von L-Dopa auf ähnliche Weise fluktuieren wie die peripheren. Da die periphere Beweglichkeit beim beginnenden Parkinson (Abb. 1) das Abklingen der L-Dopa-Spiegel überdauert und kontinuierlich ist, muß ein intrazerebraler Mechanismus das wellenförmige Anfluten des L-Dopa, das im Gehirn in Dopamin umgewandelt wird, in eine kontinuierliche Stimulation der dopaminergen postsynaptischen Rezeptoren in den Basalganglien umwandeln. Man ist sich heute fast sicher, daß Dopamin präsynaptisch gespeichert wird. Wo und wie diese Speicherung stattfindet, ist noch umstritten. Jedenfalls wird es, solange die präsynaptischen Neurone funktionsfähig sind, bei Bedarf in den synaptischen Spalt freigegeben und stimuliert die postsynaptischen Rezeptoren.

Beim Lisurid stellt man sich den Vorgang anders vor: Aufgrund seiner hohen Affinität zum Dopaminrezeptor, die wesentlich höher ist als die des Dopamins selbst [8], besetzt es diesen langfristig und überbrückt auf diese Weise das Zeitintervall bis zur nächsten Dosis.

Wenn mit fortschreitender Krankheit die Degeneration der präsynaptischen Neurone fortschreitet, schwindet die Fähigkeit, Dopamin zu speichern. Das ist von

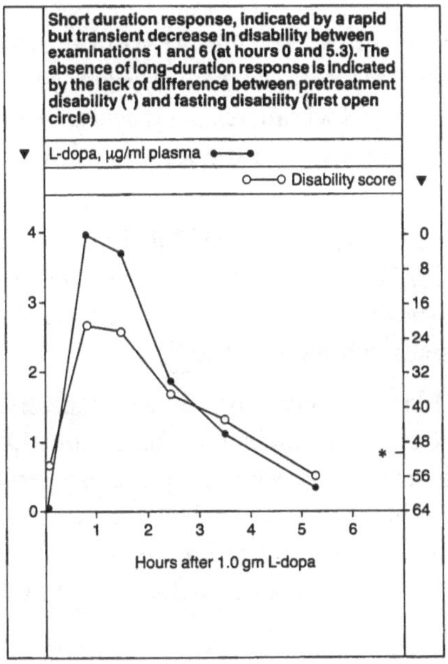

Abb. 2 Kurz dauernde Medikamentenwirkung, Verlauf parallel zum Plasmaspiegel. Der Patient ist morgens nüchtern (erster o) genauso beeinträchtigt wie vor Beginn der Behandlung (*).
Nach Muenter [2].

N. Leenders u. a. durch PET-Untersuchungen mit Fluorodopa deutlich gezeigt worden. Der zeitliche Verlauf der Stimulation postsynaptischer Rezeptoren und damit die Beweglichkeit der Parkinsonpatienten passen sich der Fluktuation des Wirkstoffplasmaspiegels zunehmend an (Abb. 2). Es kommt zum einfachen dosisabhängigen Wearing-off und zur End-of-dose-Akinese. Wenn zu diesem Zeitpunkt der Plasmaspiegel der dopaminergen Wirksubstanz – L-Dopa oder Dopaminagonisten – konstant gehalten wird, lassen sich die Fluktuationen der Beweglichkeit ausgleichen, wie dies bereits 1975 von Ira Shoulson [6] u. a. mit Hilfe der Verwendung von L-Dopa-Infusionen gezeigt wurde. Ergebnisse aus Tierversuchen sprechen dafür, daß pulsatile oder intermittierende Stimulation zur Hypersensibilität der Rezeptoren führt. Auch klinische Beobachtungen lassen sich in dem Sinne deuten, daß es aufgrund der kinetisch veränderten Situation am postsynaptischen Rezeptor zu Veränderungen kommt, die ihren peripheren Ausdruck in unvorhersehbaren dosisunabhängigen On-off-Perioden finden. Zu diesem Zeitpunkt also müßte spätestens die Therapie der Parkinsonkranken auf Darreichungsformen umgestellt werden, die einen kontinuierlichen Wirkstoffplasmaspiegel zur Folge haben.

Leider sind die bisher zur Verfügung stehenden Methoden entweder in ihrer Effektivität nicht ganz befriedigend, oder ihre Durchführung bedeutet für den Patienten eine erhebliche Belastung.

Eine vorübergehende Reduktion des einfachen Wearing-off kann durch die Anwendung eines MAO-B-Hemmers, z. B. Deprenyl, erreicht werden, der den oxydativen Abbau des Dopamins hemmt. Da jedoch ausreichend andere Abbauwege zur Verfügung stehen, ist die Verlängerung der Wirkdauer einer L-Dopa-Dosis mitunter wenig eindrucksvoll.

Ähnliches trifft bisher für die unterschiedlichen L-Dopa-Zubereitungen mit verzögerter Freisetzung zu: obwohl sich im Humanversuch deutlich längere Verweildauern für den Wirkstoff im Plasma nachweisen lassen, sind die klinischen Ergebnisse aus unterschiedlichen Gründen noch nicht befriedigend.

In Einzelfällen besonders schwerer Fluktuationen, bei denen man sich durch fraktionierte Einnahme (bis zu 10mal pro Tag) kleiner L-Dopa- und Dopaminagonistendosen einem konstanten Plasmawirkstoffspiegel zu nähern versucht, ist anstelle oraler Einnahme die Eingabe einer entsprechenden Lösung durch einen intragastralen oder intraduodenalen Schlauch durchgeführt worden. Dies führte neurologisch zu gutem Erfolg, stellte aber eine erhebliche Belastung für den Patienten dar.

Mit Lisuridhydrogenmaleat steht eine Substanz zur Verfügung, deren Lyophilisat ausgezeichnet wasserlöslich ist. Sie ist in kleinen Mengen hochwirksam, der Organismus wird also nicht durch Flüssigkeitsvolumina belastet. Die Lösung im Verhältnis 1:1 (1 mg auf 1 ml) in 0,9%iger NaCl ist mit einem pH von 5,4 ± 0,6 ausreichend gewebeverträglich und mit 8,5 atm. nahezu isoton zum Plasma. Die intravenöse Applikation von Lisurid wurde zum ersten Mal von Parkes u. a. [5] durchgeführt und publiziert, der nach einer einmaligen Gabe von 0,150 mg Lisurid intravenös innerhalb von 10 Minuten eine deutliche Wirkung auf Tremor, Rigor, Akinese sowie nach 20 Minuten auf den Prolaktinspiegel sah. Alle Wirkungen überdauerten den Plasmahalbwertsspiegel deutlich (Abb. 3). Die akute Gabe von 0,150 mg Lisurid-i.v. löst jedoch im allgemeinen Übelkeit, eventuell verbunden mit Erbrechen, Schweißausbrüchen und orthostatischer Dysregulation, aus. Diese peripheren Nebenwirkungen lassen sich durch Vorbehandlung mit dem peripheren Dopaminantagonisten Domperidon (Motilium®) 20 mg p. o. 1 – 3 mal täglich gut vermeiden. Ein einmaliger Bolus von 0,025 mg wird ohne Nebenwirkung vertragen. Dieses ist auch bei einer einmaligen Gabe von 0,05 mg noch meist der Fall.

Intravenöse Boli von Lisurid sind bei akuten akinetischen Krisen multizentrisch in Deutschland und Österreich geprüft worden (s. Beitrag von Baas et al. in diesem Band) und haben sich vor allem bei exogenen akinetischen Krisen als wirksam erwiesen. Die geeignetste Dosierung scheint dabei die Injektion von 0,05

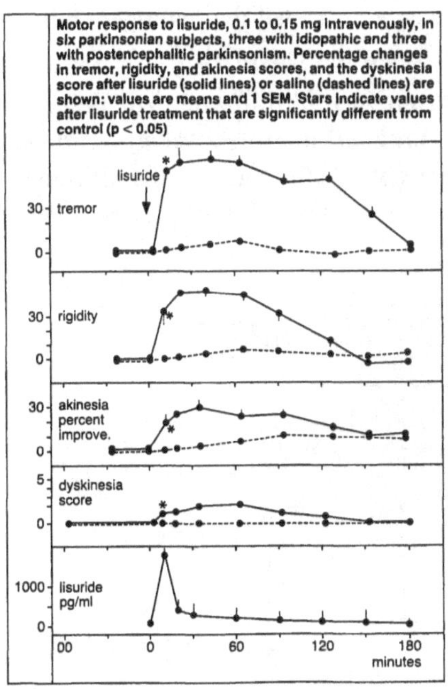

Abb. 3 Wirkung von Lisurid, 0,1 – 0,15 mg i.v., auf die Motorik bei 6 Parkinsonpatienten (3 idiopath. PD; 3 postenzephalit. PD). Die Abbildung zeigt die prozentualen Verbesserungen von Tremor, Rigor, Akinesie und dem Dyskinesie-Score nach Lisurid (durchgezogene Linie) und Kochsalzlösung (gestrichelte Linie); Mittelwerte, SEM und statistisch signifikante Unterschiede gegenüber Kontrolle ($p < 0,05$).
Nach Parkes [5].

mg 3–4 mal täglich zu sein. Bei Bedarf kann auch bis zu 0,5 mg/Tag gegeben werden, wobei es sich empfiehlt, zunächst 30 Min. vor jeder Injektion Domperidon 20 mg p. o. zur Vermeidung von Übelkeit und Erbrechen zu geben. Die Domperidon-Dosis kann später schrittweise abgebaut werden. Bisher sind diese Injektionen intravenös gegeben worden. Die subkutane oder intramuskuläre Injektion müßte jedoch theoretisch zum gleichen Erfolg führen. Die erzielten Plasmawirkstoffspiegel müssen jedoch noch experimentell überprüft werden, um zu klären, ob die unterschiedlichen parenteralen Injektionsformen austauschbar bzw. äquivalent sind.

Für Infusionen ist die Äquivalenz intravenöser mit subkutaner Injektionsart praktisch belegt: klinisch haben sowohl Obeso et al. [3, 4] wie Stocchi et al. [7] bei Parkinsonpatienten mit schweren Fluktuationen zunächst im Rahmen einer pharmakologischen Untersuchung Lisuridinfusionen intravenös gegeben, um dann für die Dauertherapie zur subkutanen Dauerinfusion mit Hilfe einer Mikropumpe überzugehen. Beide fanden, daß Patienten auf die intravenöse Infusion ebenso reagierten wie auf die subkutane. Die Bioverfügbarkeit der Substanz wurde nach subkutaner Infusion als 90% ± 29% errechnet, was (in Anbetracht der diesen Berechnungen mehrfach zugrundegelegten Modellüberlegungen mit deutlichen Streubreiten) einer vollständigen Verfügbarkeit entspricht.

Über die Anwendung von hochdosierten Lisuridinfusionen zur Behandlung neurologischer Notfälle wie z. B. dem malignen neuroleptischen Syndrom wird in diesem Band von Przuntek et al. berichtet. Hierbei war die Eliminationshalbwertszeit von 2–3 Stunden von besonderem Vorteil, weil Lisurid – unter inten-

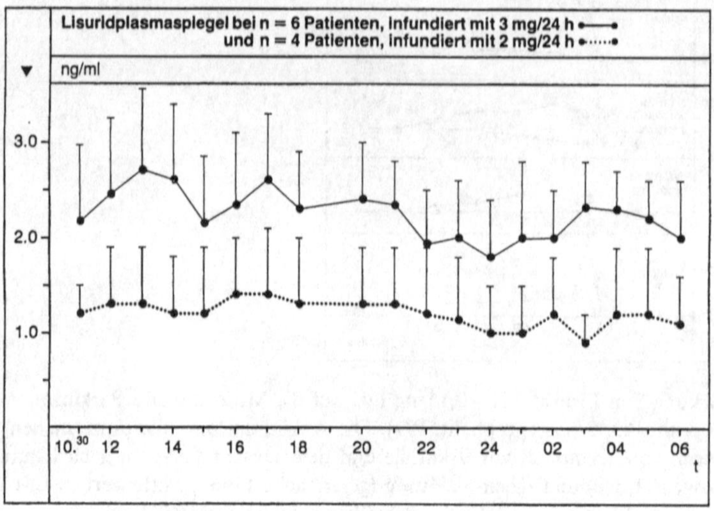

Abb. 4 Lisuridplasmaspiegel bei subkutaner Dauerinfusion.

siver medizinischer Überwachung – in dieser Indikation hochdosiert infundiert wurde, und die Einflußgeschwindigkeit problemlos nach dem klinischen Eindruck reguliert werden konnte.

Mit der subkutanen Dauerinfusion von Lisurid lassen sich konstante Plasmawirkstoffspiegel erzielen, deren Höhe dosisabhängig ist (Abb. 4). Bei den verwendeten Tagesdosen von 2–3 mg wurden durchschnittliche Plasmaspiegel von 1–2 ng/ml erzielt. Damit lassen sich Fluktuationen der Beweglichkeit bei fortgeschrittenem Parkinson deutlich besser beeinflussen als mit der oralen Therapie.

Zur Zeit liegen Ergebnisse von 63 Patienten aus 4 Therapiezentren vor. Diese Patienten, Einzelheiten siehe Abb. 5, waren im Durchschnitt unter 60 Jahre alt und seit über 10 Jahren an Parkinson erkrankt und mit L-Dopa behandelt. Alle hatten Fluktuationen der Beweglichkeit und abnorme unwillkürliche Bewegungen, die mit oraler Medikation nur unbefriedigend zu behandeln waren. Durch die Einführung der subkutanen Dauerinfusion von Lisurid mit Tagesdosen zwischen 1 und 2 mg ließen sich die „off"-Zeiten erheblich reduzieren, und zwar im allgemeinen um über 50%. Auch die unwillkürlichen Bewegungen nahmen ab, so daß die Patienten in den Aktivitäten des täglichen Lebens weniger eingeschränkt waren als vorher. Obwohl die tägliche L-Dopa-Dosis im Durchschnitt um 200–500 mg reduziert wurde, nahm auch die Beweglichkeit der Patienten unabhängig von den Fluktuationen zu (Tabelle 1). Der therapeutische Erfolg im Verhältnis zum Vorbefund war nahezu bei allen Patienten eindrucksvoll, die therapeutische Breite jedoch ist, wie bei jeder Antiparkinsonmedikation im fortgeschrittenen Stadium der Krankheit, gering. Von den berichteten 63 Patienten mußten 18 die Behandlung im Beobachtungszeitraum (mindestens 3 Monate)

Patientenbeschreibung, Gesamtgruppe

Zentrum	A n=28	B n=21	C n=10	D n=4
Alter (MD, range)	58.5 (28-73)	55.5 (32-67)	56.5 (32-70)	56 (53-66)
Dauer PD (MD, range)	12 (4-25)	11 (3-32)	14.5 (6-20)	12 (11-20)
H u. Y				

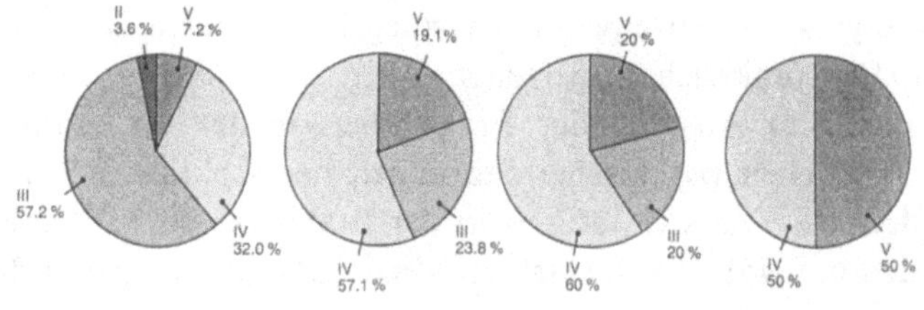

Abb. 5 Patientenbeschreibung, subkutane Lisuriddauerinfusion.

Tabelle 1 Wirkung einer 3monatigen subkutanen Infusion von Lisurid ($\bar{x} \pm s$)

Zentrum		A (n = 24)	B (n = 17)	C (n = 1)	D (n = 3)
Dosierung					
Levodopa (mg p.d.)	prä	820 ± 314	709 ± 245	1150	683 ± 275
	post	686 ± 320	316 ± 235	550	333 ± 176
Lisurid (mg p.d.)		2,54 ± 0,7	1,21 ± 0,7	1,2	0,88 ± 0,3
Reduktion der „Off" Stunden		75%	50%	50%	66%
Parkinson Score*					
im „On"	prä	21,6 ± 7,2	23,4 ± 12	–	81 ± 15
	post	19,0 ± 7,1	19,21 ± 10,1	–	53,3 ± 9,7
im „Off"	prä	61,4 ± 17,4	74,10 ± 16	–	110,7 ± 6,6
	post	34,3 ± 14,7	64,9 ± 20,6	–	83,3 ± 29,6

* King's College Hospital Parkinson's Disease Rating Scale

abbrechen, davon 12 allein wegen psychiatrischer Nebenwirkungen, während Übelkeit und Hypotension nur bei anfänglich zu rascher Dosissteigerung eine Rolle spielten und durch Domperidon gut zu verhindern waren. Das Erscheinungsbild der psychiatrischen Störungen – optische oder akustische Halluzinationen, paranoide Reaktionen, Verwirrtheitszustände – unterschied sich nicht von dem der sonst bei Parkinsonpatienten im fortgeschrittenen Stadium beobachteten Phänomene. Die Störungen sind also sicher nicht substanz-, sondern vielmehr krankheitsspezifisch. Sie treten – wie im Fall der hier beschriebenen Patientengruppe – besonders häufig bei Patienten in weit fortgeschrittenem Stadium der Krankheit und bei solchen, die bereits früher ähnliche Erscheinungen hatten, auf. Sie sind auch nicht verwunderlich, wenn man sich die hohe Bioverfügbarkeit der parenteral applizierten Lisuridtagesdosis (≈ 100%) im Verhältnis zu der niedrigen Bioverfügbarkeit (≈ 20%) bei oraler Gabe vor Augen hält, die bei einer angenommenen identischen Tagesdosis von 2 mg im Fall der parenteralen Gabe zu einer Belastung des Organismus mit 40 – 50 (h × ng/ml AUC) führt, bei oraler Gabe jedoch theoretisch nur zu 8 – 10 (h × ng/ml AUC) (AUC, Fläche unter der Kurve, ist ein Wert, der die Gesamtmenge, die im Organismus wirksam wird, genauer angibt als einzelne Plasmaspiegel, vor allem wenn diese nicht konstant sind). Die praktisch gemessenen Werte nach oraler Gabe liegen, in Abhängigkeit von dem Ausmaß der Fraktionierung der Gesamtmenge, noch niedriger. Die Häufigkeit psychischer Störungen bei subkutaner Dauerinfusion macht jedoch deutlich, wie schwierig es in der Praxis ist, durch Adaptation der Tagesdosis an den individuellen Bedarf ein Maximum an therapeutischem Erfolg bei einem Minimum an Nebenwirkungen für den einzelnen Patienten herauszuholen. Zur Zeit laufen international mehrere multizentrische Studien an, die hierfür Richtlinien ermitteln sollen.

Zusammenfassung

1. Eine kontinuierliche dopaminerge Stimulation entspricht der physiologischen Situation in den Basalganglien.
2. Mit fortschreitender Parkinson'scher Krankheit geht die Fähigkeit zur Aufrechterhaltung der Kontinuierlichkeit verloren.
3. Die kontinuierliche Applikation einer dopaminergen Substanz, z. B. von Lisurid, ist ein äußerst geeignetes pharmakologisches und therapeutisches Mittel, um der pathologischen Situation zu begegnen.
4. Die Methode befindet sich noch im Stadium der klinischen Prüfung und ist dort zunächst auf Fälle mit eindeutigem Versagen der oralen Therapie beschränkt.

Literatur

[1] Hümpel, M., B. Nieuweboer, S. H. Hasan et al.: Radioimmunoassay of plasma lisuride in man following intravenous and oral administration of lisuride hydrogen maleate; effects on plasma prolacltin level. Eur. J. Clin. Pharmacol. **20** (1981) 47–51.

[2] Muenter, M. D.: Should levodopa therapy be started early or late? Can. J. Neurol. Sci. **11**, 1 (1984) 195–199.

[3] Obeso, J. A., M. R. Luquin, J. M. Martinez-Lage: Intravenous lisuride corrects oscillations of motor performance in Parkinson's disease. Ann. Neurol. **19** (1986) 31–35.

[4] Obeso, J. A., M. R. Luquin, J. M. Martinez-Lage: Lisuride infusion pump: a device for the treatment of motor fluctuations in Parkinson's disease. Lancet (1986) 467–470 (letter).

[5] Parkes, J. D., M. Schachter, C. D. Marsden et al.: Lisuride in parkinsonism. Ann. Neurol. **9** (1981) 48–52.

[6] Shoulson, I., G. A. Gloubiger, T. N. Chase: On-off response: clinical and biochemical correlations during oral and intravenous levodopa administration in parkinsonian patients. Neurology (Minneap) **25** (1975) 1144–1148.

[7] Stocchi, F., S. Ruggieri, G. Brughitta et al.: Problems in daily motor performances in Parkinson's disease: The continuous dopaminergic stimulation. J. Neural. Transm. **22** (1986) 209–218.

[8] Suchy, I., H. H. Schneider, P. Riederer et al.: Considerations on the clinical relevance of differences in receptor affinity of various dopaminergic ergot alkaloids. Psychopharmacol. Bull. **19** (1983) 743–746.

Intravenöse Gabe von Lisurid bei akinetischen Zuständen

H. Baas, B. Frieling, P.-A. Fischer, I. Suchy

Einleitung

Bezüglich Ätiologie und Symptomatologie können grundsätzlich drei Formen ausgeprägter akinetischer Zustände beim fortgeschrittenen Parkinson-Syndrom unterschieden werden, die potentiell eine Indikation zur parenteralen medikamentösen Therapie darstellen. Im einzelnen handelt es sich hierbei um:

1. Akute schwere Akinesen
2. Chronische schwere Akinesen
3. Akinesen im Rahmen eines sog. L-Dopa-Langzeitsyndroms

Die *akute schwere Akinese* (akinetische Krise) ist durch ein akut eintretendes schwer akinetisches Zustandsbild im Stadium IV bis V nach Hoehn & Yahr charakterisiert. In der Regel wird sie ursächlich durch schwere akute Zweiterkrankungen oder durch eine unkontrollierte Unterbrechung der vorbestehenden Parkinson-Medikation bedingt.

Die *chronische schwere Akinese* (akinetischer Endzustand) ist ebenfalls durch einen schweren, jedoch länger bestehenden akinetischen Zustand charakterisiert, der sich über Monate oder Jahre langsam progredient entwickelt hat. Häufig bestehen schwere Schluckstörungen. Zugrundeliegend ist entweder ein fortgeschrittener spezifischer Verlust an dopaminergen Neuronen oder eine fortgeschrittene Multisystemdegeneration. Die schwere chronische Akinese wird in ihrer Symptomatik meist als irreversibel und therapieresistent klassifiziert (Endzustand) [9].

Unterschiedliche Formen akinetischer Zustände werden im Rahmen des sog. L-Dopa-Langzeit-Syndroms beobachtet. Es kann hier sowohl zu einem allgemeinen therapeutischen Wirkungsnachlaß mit zunehmender Akinese als auch zu nur zeitweise auftretenden akinetischen Zuständen im Rahmen von Fluktuationen der Beweglichkeit (End-of-dose-Akinesien, On/Off-Phänomenen) kommen. Bei beiden Formen dieser meist kürzer andauernden akinetischen Zustände besteht in der Regel keine dauernde Pflegebedürftigkeit. Die Patienten können jedoch zumindest zeitweise auch hier erheblich beeinträchtigt sein.

Wegen der zumindest bei den schweren Formen der o. g. akinetischen Zustände bestehenden Schluckstörungen und vitalen Gefährdung wird gefordert, eine spezifische Antiparkinson-Medikation auch parenteral verabreichen zu können. Die derzeit bestehenden Möglichkeiten einer parenteralen Medikation sind jedoch begrenzt und nicht voll befriedigend. Anticholinergika sind zwar problemlos anwendbar, zeigen jedoch kein ausreichendes therapeutisches Potential, insbesondere bezüglich ihres kinetischen Effektes. Zusätzlich wird die Anwendung durch das nicht seltene Auftreten von exogenpsychotischen Zuständen kompliziert und limitiert [9, 24]. Die parenterale Gabe von L-Dopa zeigt eine gute Wirksamkeit bei ausreichend guter Verträglichkeit. Da die Substanz aber nur im sauren Milieu wasserlöslich ist, werden zur Lösung große Flüssigkeitsmengen von mehreren Litern benötigt, um eine ausreichende Tagesdosis infundieren zu können. Daher ist die parenterale L-Dopa-Gabe für die klinische Routine aus o. g. Gründen problematisch und häufig durch zusätzliche volumenbedingte kardiale Probleme erschwert [12, 20, 23, 26].

Die Gabe von L-Dopamethylester wurde nur vereinzelt experimentell erprobt, und es liegen diesbezüglich nur beschränkte Erfahrungen vor. Die Substanz ist leicht anwendbar, gut wasserlöslich, und es besteht prinzipiell eine Wirksamkeit. Diese ist jedoch wegen schlechter Bioverfügbarkeit geringer als bei direkter L-Dopa-Gabe. Die Verträglichkeit ist, insbesondere im Hinblick auf im Rahmen der Metabolisierung potentiell entstehendes Methanol nicht ausreichend geklärt. Für den klinischen Gebrauch ist die Substanz derzeit noch nicht verfügbar [6].

Amantadin-Sulfat-Infusionen werden verbreitet zur Behandlung schwerer akinetischer Zustände verwendet. Die Substanz ist gut verträglich. Nebenwirkungen, unter anderem im Sinne von exogenen Psychosen, werden jedoch gelegentlich beobachtet. Im Gegensatz zur guten Verträglichkeit ist das therapeutische Potential jedoch häufig nicht ausreichend. Der kinetische Effekt ist quantitativ häufig zu gering, um den schweren akinetischen Zustand zu bessern. Trotz verbreiteter Anwendung existieren bis zum jetzigen Zeitpunkt nur wenige systematisch durchgeführte Untersuchungen über die Substanz. Das therapeutische Potential der Amantadin-Infusionen ist nicht sicher quantifiziert und wird kontrovers diskutiert [5, 8, 9, 11, 16, 18, 27].

Insgesamt waren die Möglichkeiten zur parenteralen Therapie akinetischer Zustände bisher nicht voll befriedigend. Lisurid, ein Ergot-Derivat mit dopaminagonistischen Eigenschaften, ist gut wasserlöslich und deshalb problemlos parenteral applizierbar. Bei oraler Gabe hat sich die Substanz als wirksames und verträgliches Therapeutikum des Parkinson-Syndroms erwiesen (Übersicht bei [15]). Auch bei subkutaner parenteraler Gabe konnte ein guter kinetischer Effekt beobachtet werden. Bei hohen Dosierungen waren jedoch nicht selten Nebenwirkungen, insbesondere im Sinne von exogenen Psychosen, zu beobachten [4, 7, 13].

Zur intravenösen Lisurid-Therapie bei akinetischen Zuständen lagen bislang nur wenige Einzelberichte vor, Dosierung, therapeutisches Potential und Verträglichkeit in dieser Indikation waren ungeklärt [2, 9, 17, 19, 22, 25].

Es wurde deshalb eine multizentrische Fallsammlung zur intravenösen Anwendung von Lisurid bei schweren akinetischen Zuständen begonnen. Ziel dieser offenen Studie war es, Wirksamkeit und Verträglichkeit zu bestimmen und in Relation zur verwendeten Dosis zu setzen. Teilergebnisse aus dieser Studie sind früher gesondert publiziert worden [1, 10, 14].

Patienten und Methodik

Die Patienten wurden mit einem standardisierten Untersuchungsprotokoll vor Therapiebeginn und anschließend in regelmäßigen Abständen nachuntersucht. Das Untersuchungsprotokoll umfaßte unter anderem die Columbia University Rating Scale zur klinischen Befunddokumentation. Der Subscore für Akinese wurde aus den Items Bradykinese, Gangstörungen, Mimik, Aufstehen vom Stuhl plus 1/6 der Items für Fingerbeweglichkeit, Fußtapping und Folgebewegungen errechnet. Unerwünschte Begleitwirkungen wurden bezüglich Art und Schweregrad registriert. Abschlußuntersuchungen wurden bei den Patienten entweder nach ausreichender klinischer Besserung zum Zeitpunkt der planmäßigen Beendigung der intravenösen Therapie und Umstellung auf die orale Lisurid-Therapie oder zum Zeitpunkt des vorzeitigen Therapieabbruchs durchgeführt. Die intravenöse Lisurid-Applikation erfolgte entweder entsprechend dem Prüfungsdesign als wiederholte Bolusinjektion, beginnend mit einer Einzeldosis von 0,025 mg, oder in wenigen Einzelfällen als kontinuierliche intravenöse Dauerinfusion über mehrere Stunden täglich. Die Dosis wurde anschließend nach klinischem Effekt und eventuell auftretenden Nebenwirkungen gesteigert und für jeden Patienten individuell titriert. Eine vorbestehende Basis-Medikation mit L-Dopa oder anderen Substanzen sollte nach Möglichkeit während des Untersuchungszeitraums nicht modifiziert werden. Bei Auftreten von gastrointestinalen Nebenwirkungen sollte Domperidon in einer Dosis von 20 bis 50 mg hinzugefügt werden.

Die vorliegende Auswertung umfaßte insgesamt 86 Fälle aus 21 neurologischen Kliniken. Die Patienten wurden nach anamnestischen und klinischen Angaben in drei Gruppen unterteilt: Patienten mit akuter schwerer Akinese, Patienten mit chronischer schwerer Akinese, Patienten mit akinetischen Zuständen im Rahmen eines sog. L-Dopa-Langzeitsyndroms (Tab. 1). Es lagen nicht für alle Patienten zu allen Untersuchungszeitpunkten vollständige Daten zu der Columbia University Rating Scale vor. In der Darstellung der Ergebnisse ergeben sich deshalb teilweise Abweichungen von den vollständigen Patientenzahlen.

Tabelle 1 Studie: Lisurid i. v. bei schweren akinetischen Zuständen
Patientencharakteristika ($\bar{x} \pm s$)

	Gruppe A akute schwere Akinese	Gruppe B chronische schwere Akinese	Gruppe C sonstige Akinesen
Anzahl	35	20	31
Alter (J)	71,6 ± 6,8	73,2 ± 9,0	64,7 ± 11,5
Dauer MP (J)	9,1 ± 5,9	8,9 ± 5,6	8,1 ± 4,6
Dauer L-Dopa Therapie (J)	4,0 ± 3,0	6,6 ± 5,3	5,1 ± 4,0
Stadium H & Y	4,6 ± 0,6	4,8 ± 0,4	3,5 ± 0,9
Basistherapie:			
L-Dopa (mg)	379 ± 205	402 ± 287	417 ± 185
Bromocriptin	n = 2	n = 3	n = 2
Deprenyl	n = 1	n = 1	n = 4
Anticholinergika	n = 4	n = 8	n = 9
Amantadin i. v.	n = 2	n = 2	n = 1
Amantadin p. o.	n = 3	n = 4	n = 6

Ergebnisse

1. Gruppe A – Patienten mit akuter schwerer Akinese

Es handelte sich um 35 Patienten mit einem schweren Parkinson-Syndrom, bei denen im Rahmen einer Zweiterkrankung, Operation oder am häufigsten durch einen unkontrollierten L-Dopa-Entzug akut ein schwerer akinetischer Zustand (Krise) aufgetreten war. Sie waren seit längerer Zeit erkrankt und L-Dopa-behandelt. Außer Lisurid i. v. und L-Dopa wurde bei der Mehrzahl gleichzeitig eine Begleittherapie durchgeführt, entweder mit Bromocriptin, Deprenyl, Anticholinergika oder mit Amantadin, zum Teil auch in Kombination (Tab. 1). Bei 7 Patienten war vor Beginn der Lisurid-i. v.-Gabe ein Behandlungsversuch mit Amantadin i. v. unternommen worden. Die Mehrzahl der Patienten wurde mit einer i. v.-Lisurid-Dosis von ca. 0,2 mg/Tag behandelt. Es bestanden jedoch starke individuelle Schwankungen zwischen 0,025 und 1 mg/Tag. Die L-Dopa-Medikation blieb mit ca. 300 bis 350 mg während des Beobachtungszeitraums meistens unverändert.

Bei 21 der 35 Patienten konnte die i. v.-Lisurid-Therapie planmäßig auf eine orale Medikation umgestellt werden, während bei 14 Patienten ein vorzeitiger Therapieabbruch aus unterschiedlichen Gründen notwendig wurde. Bei den Patienten, bei denen die Lisurid-i. v.-Therapie planmäßig auf Lisurid-p. o. umgestellt werden konnte, kam es insgesamt zu einer Besserung der klinischen Symptomatik. Es besserten sich sowohl die klinische Gesamtbeeinträchtigung mit einer Reduktion des mittleren Columbia-Summenwertes von 70 auf 48 Punkte als auch die Kardinalsymptome Akinese und Rigor. Der Tremor besserte sich hingegen, bei initial geringer Ausprägung, nur wenig. Die Lisurid-i. v.-Dosis lag überwiegend zwischen 0,1 und 0,2 mg/Tag. Bei einigen Patienten wurde schon frühzeitig mit einer überlappenden Umstellung auf die orale Lisurid-Medikation begonnen. Die Entwicklung bei den 16 Patienten, für die vollständige Angaben zur Columbia Scala vorlagen, zeigt Abb. 1.

Bei 14 Patienten mußte die intravenöse Lisurid-Therapie zwischen dem 1. und 13. Tag vorzeitig abgebrochen werden. Bei 9 Patienten erfolgte der Abbruch wegen Nebenwirkungen, bei 2 Patienten wegen Ineffektivität und bei 3 anderen Patienten aus unterschiedlicher anderweitiger Ursache, z. B. Zweiterkrankungen wie Myokardinfarkt und Nierenversagen. Bei den 9 Patienten, bei denen die Therapie wegen Nebenwirkungen vorzeitig abgebrochen werden mußte, wurde zum Abbruchszeitpunkt eine hohe i. v.-Lisurid-Dosis von median 0,8 mg/Tag bei gleichzeitig relativ hoher L-Dopa-Dosis von median 600 mg/Tag verabreicht. Bei den beiden Patienten, bei denen die Therapie wegen Ineffektivität vorzeitig beendet werden mußte, wurde nur eine sehr geringe Lisurid-i. v.-Dosis von 0,025 bzw. 0,075 mg/Tag und L-Dopa in niedriger Dosis bzw. überhaupt nicht gegeben. Bei

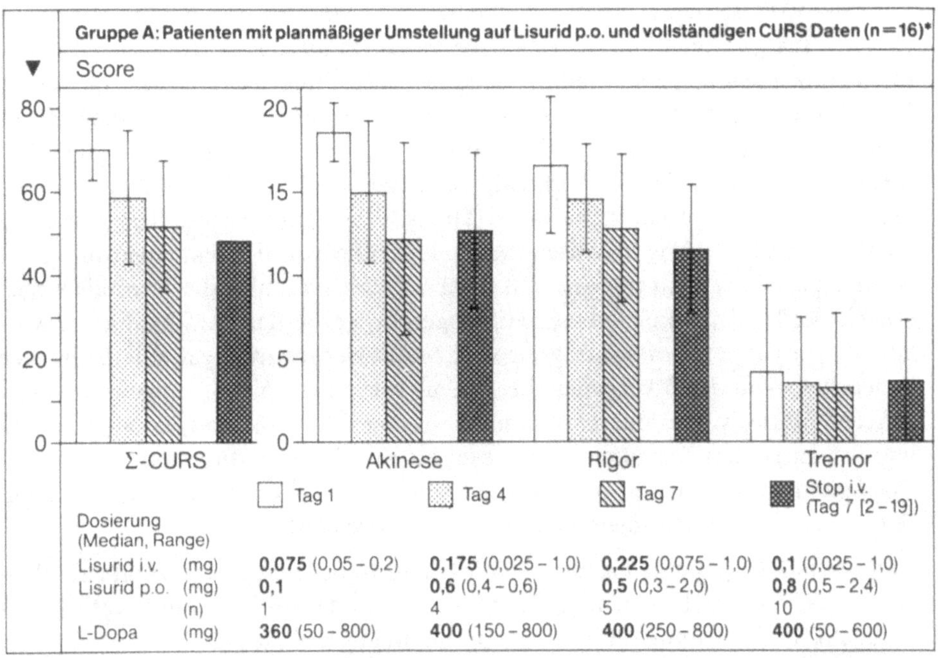

Abb. 1

den Patienten mit anderweitiger Abbruchursache lagen die intravenösen Lisurid-Dosen zwischen 0,05–0,25 mg. Bezüglich des klinischen Bildes war bei den Patienten, bei denen wegen Unverträglichkeitsreaktionen die Therapie vorzeitig beendet wurde, ein kinetischer Effekt zu beobachten, wohingegen bei den Patienten, bei denen wegen Ineffektivität oder aus anderer Ursache ein Therapie-Abbruch erfolgte, keine wesentliche Besserung registriert werden konnte (Tab. 2).

Tabelle 2 Gruppe A: Studienabbrüche n = 14

Abbruchgrund:	Nebenwirkungen	Unwirksamkeit	Andere
Anzahl	9	2	3
Abbruchtag $\tilde{x}$	3 (1–13)	5/5	5 (3–6)
Lisurid i. v. $\tilde{x}$ (mg)	0,8 (0,05–1,0)	0,025/0,075	0,125 (0,05–0,25)
Lisurid p. o. $\tilde{x}$ (mg)	–	–	0,4 (0,2/0,6) (n = 2)
L-Dopa $\tilde{x}$ (mg)	600 (300–800)	250/0	400 (400/400) (n = 2)
Σ CURS Score ($\bar{x}$ ± s)			
Vorwert	63,7 ± 10,5	79	73,0 ± 5,3
Abbruchtag	53,7 ± 13,3	81 (n = 1)	74,0 ± 2,6

Bei einer Untergruppe von 9 Patienten mit akuter schwerer Akinese aus unserer eigenen Klinik, über die wir zum Teil früher schon berichtet haben [1], wurde die Lisurid-i. v.-Dosis rasch innerhalb weniger Tage auf eine Maximaldosis von bis zu 1 mg/Tag gesteigert, mit dem Ziel, die Patienten aus der bedrohlichen Akinese rasch zu befreien und einen optimalen kinetischen Effekt zu erreichen. Bei diesen Patienten kam es unter i. v.-Lisurid-Therapie überwiegend zu einer guten Besserung der klinischen Symptomatik, innerhalb weniger Tage besserte sich der Columbia-Summenwert bei der Mehrzahl der Patienten deutlich um bis zu 40 Punkten. Während unter der Lisurid-i. v.-Therapie ein guter kinetischer Effekt zu beobachten war, wurde die rasche Hochdosierung von den Patienten mit einer Ausnahme jedoch nicht toleriert. Bei 8 der 9 Patienten mußte die Therapie wegen erheblicher Nebenwirkungen vorzeitig abgebrochen werden. Am häufigsten wurden exogene Psychosen sowie gastrointestinale Nebenwirkungen mit Erbrechen beobachtet. Von den 5 Patienten, bei denen Erbrechen zum vorzeitigen Therapieabbruch führte, waren 3 mit Domperidon in einer Dosis von 7 bis 30 mg behandelt worden. Insgesamt war unter rasch gesteigerter, sehr hoch dosierter Lisurid-i. v.-Therapie in dieser Untergruppe zwar ein guter kinetischer Effekt zu beobachten, es kam jedoch zu nicht tolerablen Nebenwirkungen (Abb. 2).

Bezogen auf die gesamte Gruppe A wurden an Nebenwirkungen vor allem Übelkeit und Erbrechen beobachtet. Dabei wurde von der im Prüfplan vorgesehenen Möglichkeit der Domperidon-Gabe nur in wenigen Fällen und wenn, dann in niedriger Dosierung (max. 30 mg/die) Gebrauch gemacht. In 5 Fällen führte schwere Übelkeit mit Erbrechen zum Abbruch der Studie. Neuauftretende bzw. gegenüber Studienbeginn verstärkte zentrale Nebenwirkungen wie Halluzinationen, Verwirrtheit und Benommenheit führten in 3 Fällen ebenfalls zum Therapieabbruch. Eine Übersicht über die Nebenwirkungen zeigt Tabelle 3.

Die Häufigkeit dieser Nebenwirkungen hängt offensichtlich stark von der Dosierung ab. Während, wie oben dargelegt, bei den Patienten mit planmäßigem

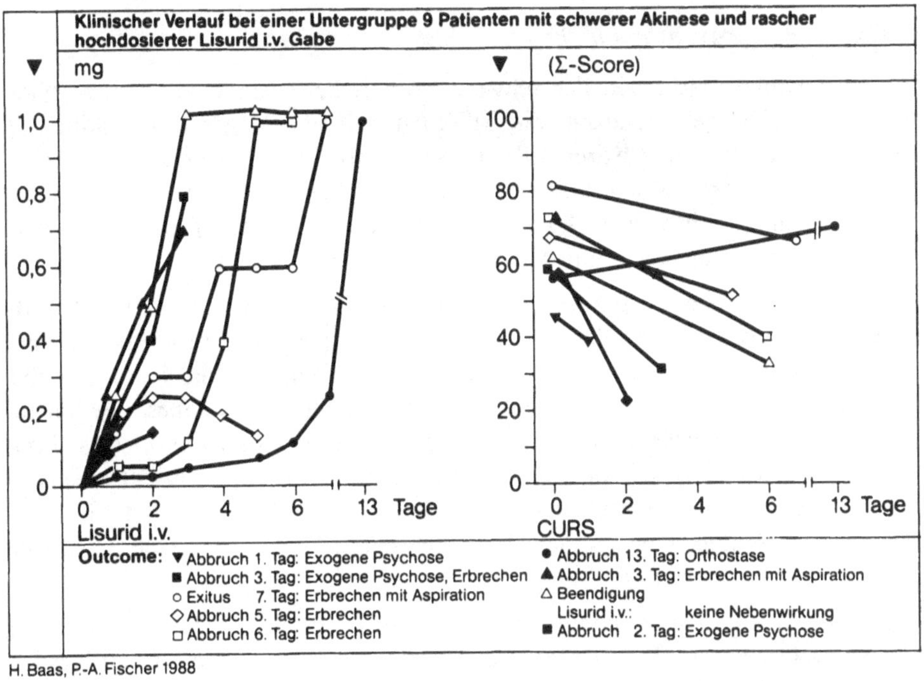

Abb. 2

Tabelle 3 Gruppe A: Anzahl der Patienten mit Nebenwirkungen

	Bei planmäßiger Umstellung auf Lisurid p. o. (n = 21)		Bei Studienabbruch (n = 14)	
	Vorwert	Bis Stop i. v.	Vorwert	Bis Abbruch
Übelkeit	1	4	0	5
Erbrechen	1	3	0	4
Halluzinationen	1	3	2	4
Verwirrtheit	0	2	5	7
Benommenheit	1	2	1	3
Hypotension	0	3	2	4
Andere	1	4	0	7

Studien-Therapie-Ende der Median der i. v.-Lisurid-Dosis bei ca. 0,2 mg lag, lag er bei den Patienten mit vorzeitigem Therapie-Abbruch wegen Nebenwirkungen bei 0,8 mg und den Patienten mit vorzeitigem Therapie-Abbruch wegen Ineffektivität bei nur 0,05 mg. Die Dosis von 0,8 mg/Tag war somit für einen optimalen Therapie-Erfolg wahrscheinlich zu hoch, wohingegen die Dosis von 0,05 mg wahrscheinlich zu niedrig bemessen war.

2. Gruppe B – Patienten mit chronischer schwerer Akinese

Bei 20 Patienten hatte sich der schwere akinetische Zustand allmählich, ohne erkennbare Ursache entwickelt. Sie befanden sich überwiegend im Stadium V nach Hoehn & Yahr und waren teilweise schon über eine längere Zeit pflegebedürftig. Meist wurde gleichzeitig eine adjuvante Therapie mit Anticholinergika, Bromocriptin, Deprenyl oder Amantadin durchgeführt (Tab. 1). Bei 4 Patienten war zuvor eine Behandlung mit Amantadin-Infusionen erfolgt.

Die bei diesen Patienten verabreichten Lisurid-i. v.-Dosen waren insgesamt niedriger als bei den Patienten der Gruppe A. Sie bewegten sich im Median bei ca. 0,1 mg Lisurid i. v., die Maximaldosen lagen bei 0,3 bis 0,4 mg und somit ebenfalls deutlich niedriger als bei den Patienten mit akuter schwerer Akinese. Bei einem Teil der Patienten wurde zusätzlich Lisurid p. o. in einer Dosis von 0,1 bis 0,7 mg verabreicht, in der Regel kurz vor planmäßiger Beendigung der intravenösen Therapie. Zwischen den einzelnen Patienten bestand sowohl bezüglich der Lisurid-Dosis und Therapiedauer als auch bezüglich der L-Dopa-Dosis eine erhebliche interindividuelle Variabilität.

Bei 13 der 20 Patienten konnte die Lisurid-i. v.-Therapie planmäßig beendet werden, während bei 7 Patienten die Therapie vorzeitig abgebrochen werden mußte. Bei 12 der 13 Patienten mit planmäßiger Beendigung wurde ein Columbia University Rating Scale-Abschlußprotokoll erstellt. Die Entwicklung der klinischen Symptomatik bei diesen 12 Patienten ist in Abb. 3 dargestellt. Es kam zu einer Besserung der klinischen Symptomatik mit einer deutlichen Reduktion des Columbia-Summenwertes von 69,0 auf 50,5. Auch die Kardinalsymptome Akinese, Rigor und Tremor besserten sich. Die verwendete Lisurid-i. v.-Dosis lag bei dieser Patientengruppe im Median bei 0,1 mg. Sie wurde gegen Ende des Untersuchungszeitraums im Rahmen der überlappenden Umstellung auf eine orale Medikation deutlich reduziert.

Bei 1 Patienten erfolgte ein vorzeitiger Therapieabbruch wegen Ineffektivität und bei 6 Patienten aus anderen Gründen (überwiegend interkurrente Zweiterkrankungen wie Sepsis, Thrombose und Pneumonie), bei letzteren lagen für 2 Patienten keine Columbia-Abschlußprotokolle vor. Der Zeitpunkt des vorzeitigen Therapieabbruchs lag zwischen dem 2. und 7. Tag. Die verwendeten Lisurid-i. v.-Dosen

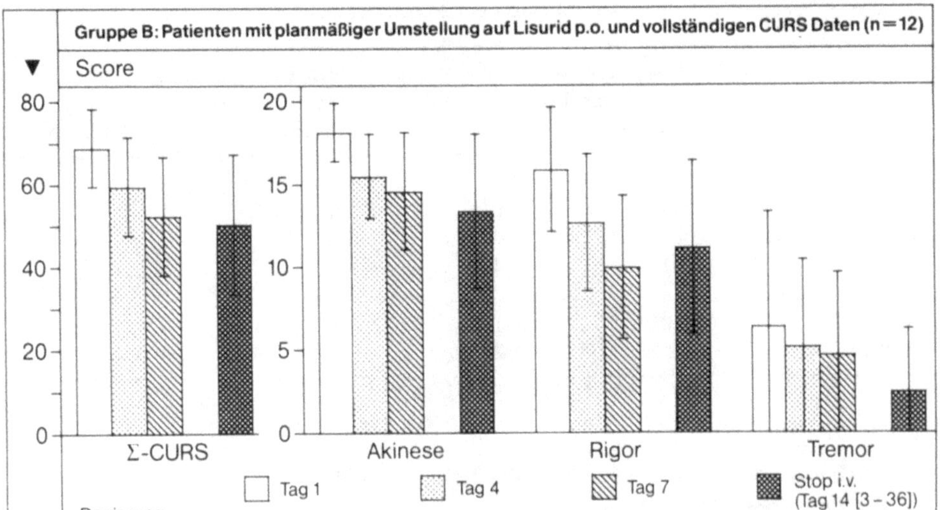

Dosierung (Median, Range)		Tag 1	Tag 4	Tag 7	Stop i.v.
Lisurid i.v.	(mg)	**0,075** (0,025 - 0,15)	**0,1** (0,025 - 0,275)	**0,075** (0,05 - 0,25)	**0,063** (0,012 - 0,375)
Lisurid p.o.	(mg)	**0,1**	**0,3**	**0,3** (0,1 - 0,6)	**0,55** (0,3 - 2,4)
	(n)	1	1	3	8
L-Dopa	(mg)	**325** (100 - 1250)	**250** (75 - 1250)	**300** (75 - 1250)	**250** (75 - 1250)

Abb. 3

Tabelle 4 Gruppe B: Studienabbrüche (n = 7)

Abbruchgrund:	Unwirksamkeit	Andere
Anzahl	1	6
Abbruchtag	5	7 (2–27)
Lisurid i. v. $\tilde{x}$ (mg)	0,2	0,113 (0,025–0,2)
Lisurid p. o. $\tilde{x}$ (mg)	–	–
L-Dopa $\tilde{x}$ (mg)	250	325 (300/400) (n = 4)
Σ CURS Score ($\bar{x} \pm s$)		
Vorwert	73	73,8 ± 7,0
Abbruchtag	73	63,3 ± 2,8 (n = 4)

unterschieden sich je nach Abbruchgrund nicht grundlegend. Die Menge des gleichzeitig verabreichten L-Dopa schwankte zwischen 0 und 400 mg/Tag. Es kam bei den Patienten, bei denen aus anderen Gründen abgebrochen werden mußte, zu einer leichten Verbesserung der klinischen Symptomatik (Tab. 4).

An Nebenwirkungen wurden bei den Patienten mit chronischer Akinese überwiegend exogen-psychotische Zustände beobachtet. Daneben kam es vereinzelt auch zu gastrointestinalen Nebenwirkungen mit Nausea und Erbrechen (Tab. 5).

Tabelle 5 Gruppe B: Anzahl der Patienten mit Nebenwirkungen

	Bei planmäßiger Umstellung auf Lisurid p. o. (n = 13)		Bei Studienabbruch (n = 7)	
	Vorwert	Bis Stop i. v.	Vorwert	Bis Abbruch
Übelkeit	2	2	1	2
Erbrechen	0	0	1	1
Halluzinationen	1	4	0	1
Verwirrtheit	1	4	1	3
Benommenheit	2	2	0	0
Vertigo	0	1	0	0
Andere	1	2	0	3

3. Gruppe C – Akinesen im Rahmen eines sogenannten L-Dopa-Langzeitsyndroms

Bei 31 Patienten bestanden akinetische Zustände leichteren Grades meist im Rahmen eines fortgeschrittenen Morbus Parkinson mit Fluktuationen der Beweglichkeit. Die Patienten waren insgesamt etwas jünger als die Patienten in den beiden anderen Gruppen. Sie waren definitionsgemäß leichter erkrankt mit einem

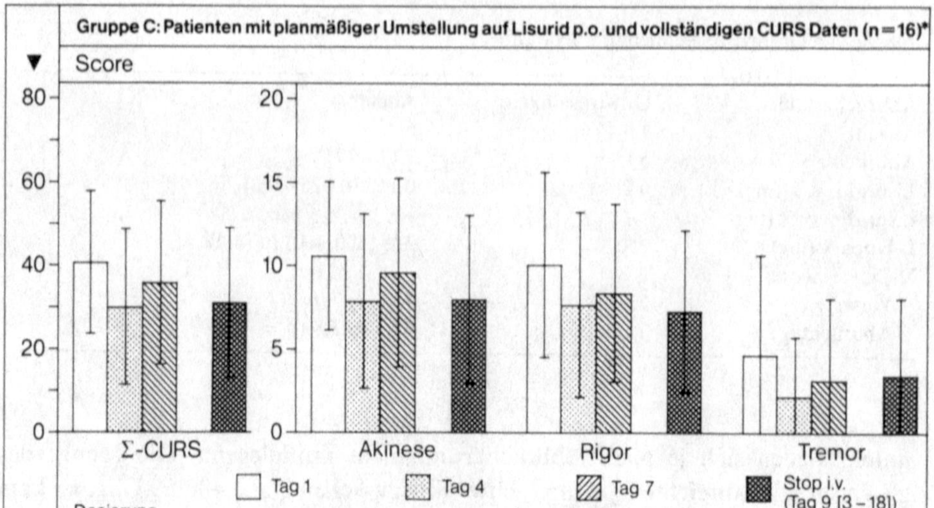

Dosierung (Median, Range)					
Lisurid i.v.	(mg)	**0,05** (0,025 – 0,15)	**0,075** (0,05 – 0,2)	**0,075** (0,025 – 0,2)	**0,063** (0,025 – 0,150)
Lisurid p.o.	(mg)	–	**0,3** (0,1 – 0,6)	**1,0**	**0,6** (0,1 – 1,6)
	(n)	–	3	1	12
L-Dopa	(mg)	**350** (200 – 800)	**400** (200 – 800)	**400** (200 – 750)	**400** (200 – 750)

Abb. 4

mittleren Stadium von 3,5 nach Hoehn & Yahr. Erkrankungsdauer, L-Dopa-Dosis und L-Dopa-Therapiedauer waren aber vergleichbar mit den beiden anderen Gruppen. Auch hier wurde ein Großteil der Patienten mit einer adjuvanten Therapie behandelt (Tab. 1). Lisurid i. v. wurde hier in niedrigen Dosen von 0,025 bis 0,2 mg verabreicht. In 24 Fällen konnte die Lisurid-i. v.-Therapie planmäßig beendet werden. Bei der Mehrzahl wurde bereits während der i. v.-Therapie mit der langsamen Umstellung auf eine orale Lisurid-Medikation begonnen. Der Columbia-Summenwert besserte sich bei den Patienten mit planmäßiger Beendigung der i. v.-Therapie um knapp 10 Punkte (Abb. 4). Bei 6 Patienten kam es zum vorzeitigen Therapieabbruch, und zwar zweimal wegen Nebenwirkungen bzw. dreimal wegen mangelnder Wirksamkeit und einmal wegen sonstiger Gründe. Bei diesen Patienten kam es in Einzelfällen auch zu einer Verschlechterung der Symptomatik (Tab. 6).

An Nebenwirkungen wurden ebenso wie bei den beiden anderen Patientengruppen, jedoch seltener und weniger schwer, Nausea und Erbrechen bzw. exogene Psychosen beobachtet (Tab. 7).

Tabelle 6 Gruppe C: Studienabbrüche (n = 6)

Abbruchgrund:	Nebenwirkungen	Unwirksamkeit	Andere
Anzahl	2	3	1
Abbruchtag	3/5	8,3 (5–13)	1
Lisurid i. v. $\bar{x}$ (mg)	0,075 /0,45	0,067 (0,025–0,1)	0,05
Lisurid p. o. $\bar{x}$ (mg)	–	–	–
L-Dopa $\bar{x}$ (mg)	400/0	341 (200–625)	400
Σ CURS Score ($\bar{x} \pm s$)			
Vorwert	44,5 ± 6,7	62,3 ± 6,4	37
Abbruchtag	59 ± 5,7	69,3 ± 14,2	37

Tabelle 7 Gruppe C: Anzahl der Patienten mit Nebenwirkungen

	Bei planmäßiger Umstellung auf Lisurid p. o. (n = 24)		Bei Studienabbruch (n = 6)	
	Vorwert	Bis Stop i. v.	Vorwert	Bis Abbruch
Übelkeit	4	6	1	1
Erbrechen	1	3	0	0
Halluzinationen	1	2	0	0
Verwirrtheit	1	3	0	1
Benommenheit	3	3	0	1
Vertigo	1	1	0	0
Hypotension	0	1	1	0
Andere	1	5	0	2

Zusammenfassung

Unter Berücksichtigung der Tatsache, daß es sich um eine offene Fallsammlung mit teilweise unvollständigen Angaben handelt, sind die vorliegenden Daten vorsichtig zu interpretieren. Es kann jedoch festgestellt werden, daß durch intravenöse Applikation von Lisurid auch bei schweren akinetischen Zuständen prinzipiell ein kinetischer Effekt zu erzielen ist. Diese kinetische Wirkung scheint dosisabhängig, sowohl bei akuten als auch bei chronischen schweren akinetischen Zuständen nachweisbar zu sein. Dieser Befund überrascht, da chronische akinetische (End-) Zustände bisher als prinzipiell irreversibel angesehen wurden [9]. Bei Verwendung höherer Dosierungen kann es, insbesondere nach rascher Dosissteigerung, zum Auftreten zum Teil erheblicher Nebenwirkungen, meistens im Sinne exogener Psychosen oder gastrointestinaler Beschwerden, kommen. Diese machen ggf. einen vorzeitigen Therapieabbruch erforderlich.

Die beobachteten Nebenwirkungen sind nicht lisuridspezifisch, sondern entsprechen den typischen pharmakologischen Effekten dopaminerger Substanzen. Die gastrointestinalen Begleiterscheinungen können nach früheren Erfahrungen mit der parenteralen Gabe von Lisurid [4, 7, 17, 19, 21] durch hochdosierte Domperidon-Gabe (bis zu 80 mg/Tag) gemildert werden. In der vorliegenden Untersuchung wurde Domperidon allerdings nur bei wenigen Patienten und meist in niedriger Dosierung (max. 30 mg) gegeben.

Der kinetische Effekt scheint nach den vorliegenden Ergebnissen ebenfalls dosisabhängig und bei sehr niedrigen Lisurid-i. v.-Dosen von ca. 0,025 – 0,075 mg/Tag quantitativ nicht ausreichend zu sein, um schwere akinetische Zustände zu durchbrechen. Bei Tagesdosen von ca. 0,1 bis 0,5 mg/Tag ist nach den vorliegenden Daten ein prinzipieller kinetischer Effekt bei noch guter Verträglichkeit zu beobachten. Der kinetische Effekt in diesem Dosisbereich bleibt jedoch noch unter kontrollierten Bedingungen zu quantifizieren und auf statistische Signifikanz und Relevanz zu überprüfen sowie mit anderen Substanzen, z. B. Amantadin i. v., zu vergleichen. Ferner bleibt zu prüfen, wie sich eine gleichzeitige hochdosierte Domperidon-Gabe auf Wirksamkeit und Verträglichkeit in dieser Indikation auswirkt. Kürzlich wurde über 5 akinetische Krisen berichtet, in denen die Gabe von 0,5 – 0,7 mg Lisurid i. v. kombiniert mit 3 – 4 × 30 mg Domperidon zum Erfolg führte [3, ergänzende persönliche Mitteilung]. Insgesamt konkretisieren die vorliegenden Ergebnisse die Angaben aus der Literatur [2, 9, 19, 21, 22, 25]. Weitere Studien zur Klärung der offenen Fragen sind gerechtfertigt, da Lisurid i. v. bei schweren akinetischen Zuständen interessante therapeutische Möglichkeiten zu eröffnen scheint.

Danksagung: An der Multizentrischen Studie waren folgende Prüfer beteiligt, denen wir für die Überlassung und Dokumentation ihrer klinischen Daten sehr danken.

F. Balzereit, Hamburg
P. Clarenbach, Bonn
K. Christiani, Kiel
P.-A. Fischer, Frankfurt
H.-J. Freund, Düsseldorf
K.-D. Günther, Celle
R. Heitmann, Bonn
E. Herrmann, Braunschweig
J. Jörg, Lübeck, Wuppertal
W. Käfferlein, Bamberg
K. Kamprat, Münster
K. Kötzner, Regensburg
R. v. Kummer, Heidelberg
G. Ladurner, Salzburg
F. Leonhard, Schleswig
F. Manz, Lemgo
N. Müller, Karlsruhe
W. Poewe, Innsbruck
H.-W. Scharafinski, Essen
W. Soukop, Wien
G. Ulm, Kassel

Literatur

[1] Baas, H., P.-A. Fischer: Lisurid-Therapie der akinetischen Krise beim Parkinson-Syndrom. Akt. Neurol. **14** (1987) I–XVI.

[2] Birkmayer, W., P. Riederer: Effects of lisuride on motor function, psychomotor activity, and psychic behavior in Parkinson's disease. In: D. B. Calne, R. Horowski, R. J. McDonald et al. (eds.): Lisuride and Other Dopamine Agonists, pp. 453–461. Raven Press, New York 1983.

[3] Bittkau, S., W. Kuhn, U. Bogdahn et al.: Akinetische Krise bei Morbus Parkinson – Erfahrungen mit Lisurid-i. v. Akt. Neurol. **15** (1988) I–XXXII.

[4] Bittkau, S., H. Przuntek: Psychosis and the lisuride pump. Lancet **II** (1986) 349.

[5] Brenner, M., A. Haaß, P. Jacobi et al.: Intravenous and oral treatment of Parkinson's disease with amantadine. Nervenarzt **59** (1988) 180–184.

[6] Cooper, D. R., C. Marrel, B. Testa et al.: L-Dopa methyl ester – a candidate for chronic systemic delivery of L-Dopa in Parkinson's disease. Clin. Neuropharmacol. **7** (1984) 89–98.

[7] Critchley, P., F. Grandas Perez, N. Quinn et al.: Psychosis and the lisuride pump. Lancet **II** (1986) 349.

[8] Danielczyk, W.: Die Behandlung von akinetischen Krisen. Med. Welt **24** (1983) 1278–1282.

[9] Danielczyk, W.: Psychische und körperliche Krisen im Verlauf des Morbus Parkinson. In: G. Schnaberth, E. Auff (Hrsg.): Das Parkinson Syndrom, S. 85–90. Editiones Roche, Basel 1985.

[10] Frieling, B., I. Suchy: Intravenous lisuride in the treatment of severe Parkinson's disease. Italian Journal of Neurological Sciences **5** (Suppl. 7) (1987) 53.

[11] Gadoth, N., H. Sroka, G. Goldhammer et al.: I. V. amantadine sulfate for extrapyramidal crisis. Clin. Pharmacy. **4** (1985) 146.

[12] Hardie, R. J., A. J. Lees, G. M. Stern: On-Off Fluctuations in Parkinson's Disease. Brain. **107** (1984) 487–506.

[13] Horowski, R.: Psychiatric side effects of high-dose lisuride in Parkinsonism. Lancet **II** (1986) 510.

[14] Jörg, J.: Die Akutbehandlung der akinetischen Krise und das L-Dopa Entzugssyndrom. Arbeitsgemeinschaft Neurologische Intensivmedizin, 4. Arbeitstreffen, Bonn, 29. – 31. 01. 1987 (Abstract).

[15] LeWitt, P. A.: Clinical and pharmacological aspects of the antiparkinsonian ergolene lisuride. In: S. Fahn, C. D. Marsden, P. Jenner et al. (eds.): Recent Developments in Parkinson's Disease, pp. 347 – 354. Raven Press, New York 1986.

[16] Muschard, F., G. W. Völler: Wirksamkeit von Amantadinsulfat als Infusionslösung bei der Behandlung des Parkinson-Syndroms. Med. Welt **24** (1973) 183 – 184.

[17] Obeso, J. A., M. R. Luquin, J. M. Martinez-Lage: Intravenous lisuride corrects oscillations of motor performance in Parkinson's disease. Ann. Neurol. **9** (1986) 31 – 35.

[18] Oppel, F., H. Klaes: Die Amantadinsulfat-Infusion in der Akut-Behandlung des Morbus Parkinson. Klinikarzt **10** (1980) 559 – 565.

[19] Parkes, J. D., M. Schachter, C. D. Marsden et al.: Lisuride in parkinsonism. Ann. Neurol. **9** (1981) 48 – 52.

[20] Quinn, N. P., C. D. Marsden, J. D. Parkes: Complicated response fluctuations in Parkinson's disease: response to continuous intravenous infusion of levodopa. Lancet **II** (1982) 412.

[21] Quinn, N., C. D. Marsden, M. Schachter et al.: Intravenous lisuride in extrapyramidal disorders. In: D. B. Calne, R. Horowski, R. J. McDonald et al. (eds.): Lisuride and Other Dopamine Agonists, pp. 383 – 393. Raven Press, New York 1983.

[22] Riederer, P., G. P. Reynolds, W. Danielczyk et al.: Desensitization of striatal spiperone-binding sites by agonists in Parkinson's disease. In: D. B. Calne, R. Horowski, R. J. McDonald et al. (eds.): Lisuride and Other Dopamine Agonists, pp. 375 – 381. Raven Press, New York 1983.

[23] Rosin, A. J., D. Devereux, N. Eng et al.: Parkinsonism with on-off phenomena. Intravenous treatment with levodopa after major abdominal surgery. Arch. Neurol. **36** (1979) 32 – 34.

[24] Schneider, E., P.-A. Fischer, C. Csiki: Stellenwert der Anticholinergica in der Behandlung des Parkinson-Syndroms. In: H. Gänshirt (Hrsg.): Pathophysiologie, Klinik und Therapie des Parkinsonismus, S. 257 – 267. Editiones Roche, Basel 1983.

[25] Seemann, D., I. Suchy: Dopaminerge Agonisten in Theorie und Langzeiterfahrung. In: G. Schnaberth, E. Auff (Hrsg.): Das Parkinson-Syndrom, S. 235 – 239. Editiones Roche, Basel 1985.

[26] Shoulson, I., G. A. Glaubiger, T. M. Chase: On-Off response. Clinical and biochemical correlations during oral and intravenous levodopa administration in parkinsonian patients. Neurology **25** (1975) 1144 – 1148.

[27] Ulm, G., U. Gerdes, A. Demel et al.: Langzeitbehandlung des Morbus Parkinson: therapeutische Reserven. MMW **128** (1986) 25 – 26.

Indikationen für die chronische parenterale Lisurid-Applikation

H. Przuntek, I. Klewin, S. Bittkau

Einleitung

Die chronische parenterale Lisurid-Applikation bringt nachweislich Vorteile in der Therapie des Morbus Parkinson, wenn das therapeutische Fenster schmal ist. Sei es, weil Fluktuationen der Beweglichkeit bestehen, oder weil eine latente Psychose besteht. Darüberhinaus ist der Effekt beim malignen neuroleptischen Syndrom beschrieben. Die Beobachtungen, daß die chronische Lisurid-Applikation einen Nutzen bei persistierenden Spätdyskinesen aufweist, bei Torticollis und bei posthypoxischer Myoklonie und Migräne bezieht sich auf wenige Einzelbeobachtungen, die zum Teil beeindruckend sind, insgesamt aber einer Verifizierung an einem größeren Patientengut bedürfen.

Für die parenterale Gabe von Lisurid kommen zwei Applikationsformen in Frage:

1. die intravenöse Applikation und
2. die subkutane Applikation.

Da die Fluktuation sowohl in der Motorik wie auch die Fluktuation der Psychosen mit dem Plasmaspiegel oraler Dopaminergika bzw. oralen L-Dopas korreliert, die sehr stark von der Absorption aus dem Darm abhängig und daher nur sehr ungenau zu quantifizieren ist, bewirkt die subkutane gleichmäßige Applikation bzw. bedarfsgerechte Applikation eines Dopaminergikums einen wesentlichen Fortschritt in der Therapie von Patienten mit schmalem therapeutischem Fenster und auch bei Patienten, bei denen die Therapie nachts während des Schlafes weiter durchgeführt werden muß und bei Patienten, bei denen die Applikation des Dopaminergikums aus dem Schlaf heraus begonnen werden muß. Eine praktikable Therapie kann derzeit nur mit Lisurid durchgeführt werden, da es sich hierbei um eine wasserlösliche Substanz handelt. Lisurid ist ein semisynthetisches Ergot-Derivat. Lisurid wird schnell aus dem Dünndarm absorbiert. Lisurid zeigt einen sehr ausgeprägten First-pass-effect. Daraus resultiert eine reduzierte Bioverfügbarkeit von 10–22% [5, 6, 7, 8, 9, 10]. Die Elimination von Lisurid aus dem Blut ist schnell und beträgt zwischen 1,7 und 2,2 Stunden. Lisurid hat eine höhere Bindungsaffinität zu den D2-Rezeptoren als andere in der Klinik verwandte Dopaminergika [9]. Die Therapie ist derzeit noch insofern unvollständig, als nur die Ausnutzung der synergistischen Wirkung eines D1- und D2-Rezeptors einen optimalen Erfolg bietet.

Ein D1-Rezeptor-Agonist außer Dopamin (als Therapeutikum L-Dopa) steht, wenn man von Apomorphin absieht, in der Klinik noch nicht zur Verfügung.

Für die parenterale Dauerbehandlung von Parkinsonpatienten eignet sich am ehesten die subkutane Applikation, da die Beweglichkeit der Patienten mit der Mikrodosierpumpe wenig eingeschränkt wird im Gegensatz zu einer intravenösen Dauerapplikation. Wir behandelten bis jetzt 32 Patienten mit der Lisurid-Mikrodosierpumpe von Disetronic. In dieser Arbeit legen wir eine Auswertung von 16 Patienten vor, die wir zwischen November 1986 und Januar 1988 in Bochum behandelt haben. Die Patienten wurden behandelt, wenn eine schwere motorische Fluktuation bestand trotz langzeitiger ausreichender Kombinationstherapie mit L-Dopa und einem Dopaminergikum. Bei den Patienten handelt es sich um 11 Männer und 5 Frauen mit einem Durchschnittsalter von 66,3 + 5 Jahren und einem mittleren Erkrankungsalter von 57,4 + 7,4 Jahren. Die Krankheitsdauer der Parkinson'schen Erkrankung betrug somit 8,8 + 5 Jahre. Die Patienten wurden nach einer klinischen Untersuchung sowohl mit der Unified Parkinson-Skala wie der Schwab- und England-Skala und der Hoehn und Yahr-Skala eingestuft. Weiterhin führten wir die Kontrolle mittels der Motorischen Leistungsserie nach Schoppe durch, soweit es möglich war. Darüberhinaus füllten die Patienten einen Selbstbeurteilungsbogen aus, der das tägliche Bewegungsprofil wiedergab. Es wurden hier vor allem Phasen guter Beweglichkeit mit schlechter Beweglichkeit und Nebenwirkungen verglichen.

Die Lisurid-Dosis wurde in die MRS 2-Mikrodosierpumpe programmiert, und Lisurid wurde subkutan je nach Bedarf individuell subkutan appliziert. Die Nadel wurde alle 48 Stunden neu gelegt. Die Dosis von Lisurid lag von Patient zu Patient zwischen 0,25 mg und 2,0 mg pro Tag. Die beobachteten Parameter während der Therapie waren Tremor, Akinese, Rigor und Sprache. Diese Parameter wurden 2-täglich während der Therapie verfolgt, bis eine optimale Dosierung von Lisurid erreicht war.

11 Patienten wiesen einen akinetisch-rigiden Typ auf, 4 einen Äquivalenz-Typ und 1 Patient einen Tremor-Dominanz-Typ.

Ergebnisse

Der Effekt der kontrollierten Parameter Tremor, Rigor, Akinese und Sprache gemessen mit der Unified-Parkinson-Skala (0–4) vor Therapie und bei Erreichen des therapeutischen Optimums wird in Abb. 1–4 wiedergegeben. Der Mittelwert für Tremor wurde von 1,4 ± 1,4 auf 1,3 ± 1,1 reduziert. Die Differenz war nicht statistisch signifikant. Der Mittelwert für Rigor ging von 3,0 ± 1 auf 2,2 ± 0,8 ($p < 0{,}01$) zurück. Die Akinese besserte sich von 3,3 ± 0,9 auf 2,2 ± 1,1 ($p < 0{,}01$). Die Sprache verbesserte sich ebenso signifikant unter der Therapie von 3,1 ± 1,1 auf 2,4 ± 1,1 ($p < 0{,}01$). Die Off-Phasen konnten signifikant um 30% gemindert werden, die Schwere der Bewegungsreduktion während der Off-Phase konnte ebenfalls gelindert werden. Die Applikation von L-Dopa mußte durchschnittlich um 30–40% reduziert werden.

Zwei Patienten starben während der Therapie an interkurrenten Erkrankungen (Herzinfarkt und Lungenentzündung). Bei zwei weiteren Patienten mußte die subkutane Applikation von Lisurid vorzeitig beendet werden, da die während der Therapie auftretenden Psychosen nicht unter Kontrolle gebracht werden konnten.

Bei zwei weiteren Patienten konnten wir die subkutane Applikation von Lisurid nach 1 bzw. 5 Monaten durch orale Applikation austauschen.

Die Nebenwirkungen waren vor allem gastrointestinale Symptome: Bei 5 Patienten mit leichter Übelkeit und bei 2 Patienten ein Subileus bzw. Ileus. Bei einem Patienten stellte sich später ein Sigma-Carcinom als Ursache des Ileus heraus. Bei

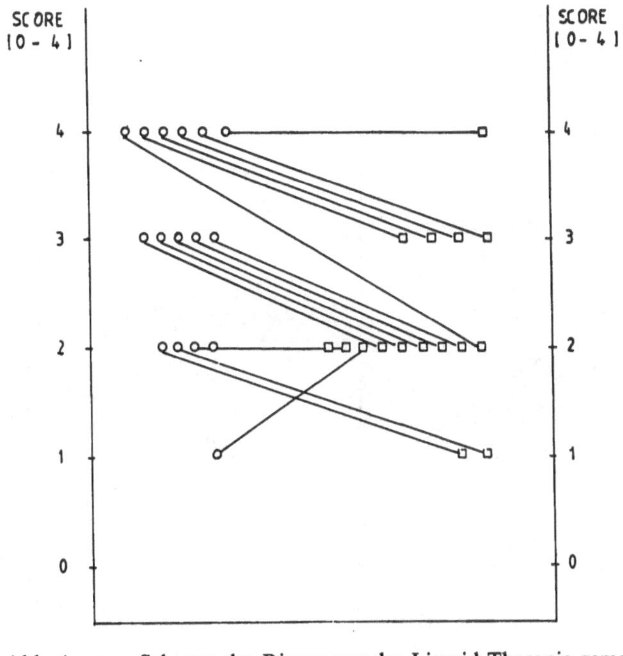

Abb. 1 o = Schwere des Rigors vor der Lisurid-Therapie gemessen an 16 Parkinsonpatienten vor der parenteralen Lisurid-Therapie,
□ = Schwere des Rigors nach optimaler Einstellung auf Lisurid gemessen anhand des Unified-Parkinson-Scores.

6 Patienten kam es zu psychotischen Reaktionen mit visuellen und akustischen Halluzinationen. Des öfteren wurden lebhafte Träume vor Auftreten der Psychosen beobachtet. 4 Patienten zeigten orthostatische Dysregulationen. Nur 5 Patienten waren während der Einstellungsphase frei von Nebenwirkungen. Mit Ausnahme der psychotischen Reaktionen war keine Nebenwirkung so stark, daß sie nicht symptomatisch behandelt werden konnte.

Neben den Parkinsonpatienten behandelten wir 5 Patienten mit malignem neuroleptischem Syndrom. Es waren 2 Männer und 3 Frauen. Bei allen Patienten war eine neuroleptische Therapie für wenige Tage bis Wochen vorausgegangen. Alle Patienten wiesen eine zerebrale Vorschädigung auf.

Die therapeutische Dosis war unterschiedlich und betrug bis zu 0,25 mg/h.

Bei allen 5 Patienten konnte eine Besserung des malignen neuroleptischen Syndroms beobachtet werden. 1 Patient starb 7 Tage nach Beginn der Lisurid-Therapie außerhalb intensiv-medizinischer Kontrolle an einer Lungenembolie.

Es wurde weiterhin 1 Patientin mit einem Status migränosus, der mit allen zur Verfügung stehenden Migränemitteln oral nicht behandelbar war, mit der paren-

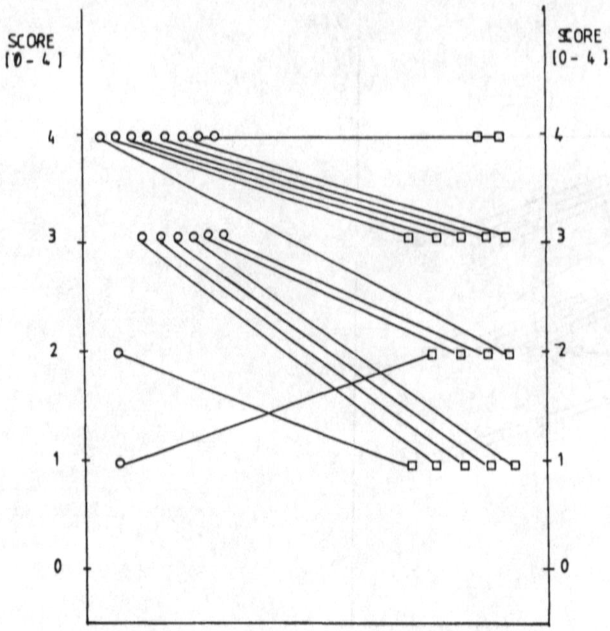

Abb. 2 o = Schwere der Akinese vor der Lisurid-Therapie gemessen an 16 Parkinsonpatienten vor der parenteralen Lisurid-Therapie,
□ = Schwere der Akinese nach optimaler Einstellung auf Lisurid gemessen anhand des Unified-Parkinson-Scores.

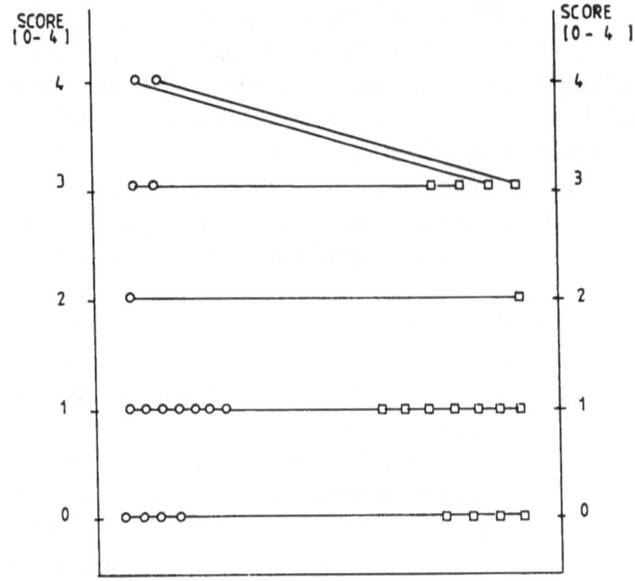

Abb. 3 o = Schwere des Tremors vor der Lisurid-Therapie gemessen an 16 Parkinsonpatienten vor der parenteralen Lisurid-Therapie,
□ = Schwere des Tremors nach optimaler Einstellung auf Lisurid, gemessen anhand des Unified-Parkinson-Scores.

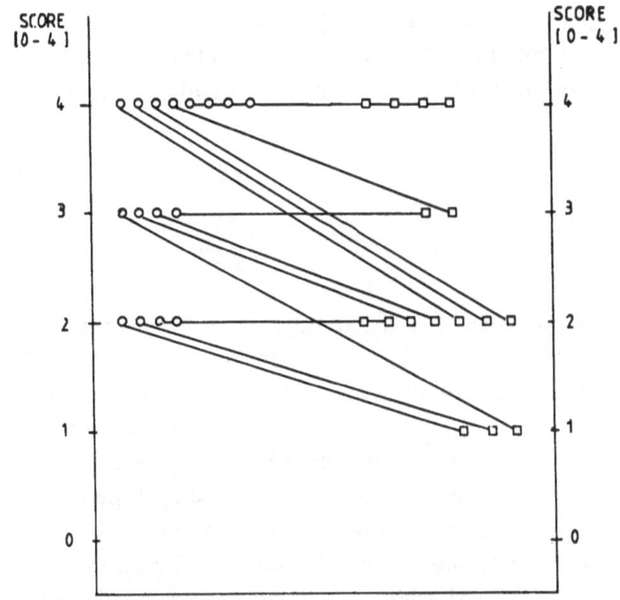

Abb. 4 o = Schwere der Sprache vor der Lisurid-Therapie, gemessen an 16 Parkinsonpatienten vor der parenteralen Lisurid-Therapie,
□ = Schwere der Sprache nach optimaler Einstellung auf Lisurid, gemessen anhand des Unified-Parkinson-Scores.

teralen Gabe von Lisurid behandelt. Erforderlich war eine Dosis von 0,5 mg/Tag. Unter dieser Therapie konnten die Migräneanfälle auf die Zeit um die Periode beschränkt werden und in ihrer Schwere erheblich reduziert werden. Bei dieser Patientin begann die vermehrte Lisurid-Ausschüttung nachts zwischen 12.00 und 2.00 Uhr. Dieser Therapieerfolg wird seit mehr als 12 Monaten beobachtet. Bei Ausfall der Pumpe kommt es zu einem raschen Wiedereintreten der Migräneattacken. Darüberhinaus wurde 1 Patient mit einer posthypoxischen Myoklonie mit Lisurid behandelt. Auch bei diesem Patienten kam es bei Dosierungen im unteren Dosisbereich zu einem Nachlassen der Myoklonien. Des weiteren behandeln wir 1 Patientin mit einem schweren neurolept-induzierten dyskinetischen Syndrom seit 2 Jahren mit der Lisurid-Pumpe, nachdem alle wesentlichen Zentren für extrapyramidale Störungen konsultiert und die verschiedensten Anwendungen probiert worden waren. Die Patientin, die anfangs nicht mehr alleine gehen konnte, ist jetzt in der Lage, in der Wohnung alleine zu gehen, wenngleich die Dyskinesen noch deutlich vorhanden sind. Die Patientin ist auch wieder in der Lage, selbständig zu essen, und eine schwere Depression, die sich innerhalb von 10 Jahren entwickelt hatte, hat sich deutlich gebessert. Die Tagesdosis liegt derzeit unter 1,0 mg/die. Des weiteren wurden 3 Patienten mit Torticollis spasmodicus behandelt, wobei hier bei einem Patienten ein Erfolg gesehen wurde, aber die Ursächlichkeit des Erfolges nicht geklärt ist. Bei 2 Patienten mit Torticollis spasmodicus, die wir in Bochum mit Lisurid behandelten, kam es trotz der Behandlung mit Lisurid zu einer weiteren Verschlechterung. Bei dem Versuch, bei einem Patienten die Lisurid-Applikation wegzulassen, wurde die Symptomatik allerdings noch unerträglicher. Wir haben weiterhin einen Behandlungsversuch bei einer Patientin mit Breughel-Syndrom unternommen, ohne daß hier ein Behandlungserfolg auftrat.

Diskussion

Anhand unserer Daten können wir belegen, daß die subkutane Dauerapplikation von Lisurid bei Patienten mit Morbus Parkinson, die eine Fluktuation der Beweglichkeit aufweisen und eine Fluktuation der Psychosen durch die gleichmäßige bzw. bedarfsangepaßte Applikation zu einer signifikanten Verbesserung der Symptomatik führt. Wichtig scheint uns zu sein, daß bei Behandlungsbeginn die L-Dopa-Menge reduziert werden muß. Eine Monotherapie mit Lisurid scheint beim Morbus Parkinson nicht möglich zu sein. Dies widerspräche auch den neuesten theoretischen Überlegungen zur Stimulation von D1- und D2-Rezeptoren, die besagen, daß der D1-Rezeptor stimuliert werden muß, damit der D2-Rezeptor ausreichend aktiviert werden kann. Bei völliger Ausschaltung des D1-Rezeptors ist eine Stimulation der D2-Rezeptoren nur unzureichend möglich [1, 3, 4, 13, 14].

Beim malignen neuroleptischen Syndrom ist eine Monotherapie mit Lisurid möglich. Dies wahrscheinlich deshalb, weil die Neuroleptika hauptsächlich an die D2-Rezeptoren binden. Die Therapieerfolge bei Spätdyskinesen, beim Torticollis spasmodicus und bei der Myoklonie müssen hinsichtlich ihres pharmakologischen Wirkspektrums überdacht werden. Ebenso wie der sehr beeindruckende Effekt bei einer Patientin mit einem Status migränosus.

Besondere Beachtung findet die Beobachtung, daß bei Langzeitapplikationen mit Lisurid, die Lisurid-Dosis, von der wir anfangs glaubten, daß sie in einem therapeutischen Bereich zwischen 1,5 und 2,0 mg liege, gesenkt werden konnte. Wir fangen deswegen derzeit mit einer sehr niedrigen Lisurid-Applikation subkutan an und können beobachten, daß therapeutische Dosen um 0,25 mg – 1,5 mg bei der Mehrzahl der Patienten ausreichen. Es scheint uns wichtig, darauf hinzuweisen, daß besonders bei Patienten die Erhöhung der Lisurid-Dosis um 0,05 – 0,1 mg ausreichen kann, um den Patienten in einen psychotischen Zustand zu versetzen. Weiterhin kann beobachtet werden, daß, wenn die Korrelation zwischen Lisurid und L-Dopa nicht optimiert ist, ebenfalls eher Psychosen auftreten, wenn eine relative Überdosierung mit Lisurid vorliegt.

Für die Zukunft muß hinterfragt werden, ob die Beobachtung, daß unter der kombinierten Therapie von Lisurid und Dopa eine Dosisreduktion der Dopaminrezeptoren stimulierenden Substanzen dazu führen kann, daß besonders bei juvenilem Parkinson eine kontinuierliche parenterale Applikation von Lisurid in Kombination mit einem retardierten L-Dopa-Präparat indiziert sein könnte.

Zusammenfassung

1. Die dauerhafte subkutane parenterale Applikation von Lisurid ist für die Patienten geeignet, die bei optimaler Therapie nur ein schmales therapeutisches Fenster zu lassen. Dies sind vor allem Parkinsonpatienten mit motorischer und psychotischer Fluktuation.
2. Unter der Lisurid-Therapie muß die L-Dopa-Applikation gesenkt werden. Aufgrund unserer klinischen Daten erscheine eine Reduktion der L-Dopa-Dosis bei gleichzeitiger Substitution durch Lisurid um 30 – 40% sinnvoll.
3. Eine bedarfsangepaßte Lisurid-Gabe erscheint uns durch eine Mikrodosierpumpe notwendig, wobei die Applikation während der Nacht niedriger sein muß als am Tage. Warum die Lisurid-Applikation im Laufe von Monaten reduziert werden kann, sollte Anlaß zu neuen pharmakologischen Überlegungen hinsichtlich der Langzeitwirksamkeit dieser Substanz bedingen. Ob dies an einer Sensibilisierung des Dopaminrezeptors oder einer Normalisierung im Bereich der Rezeptorstrukturen liegt, bleibt Gegenstand der Diskussion.

4. Die Behandlung des malignen neuroleptischen Syndroms mit Lisurid ist den anderen therapeutischen Regimen überlegen. Die individuelle Dosierung muß bedarfsgerecht durchgeführt werden und bedarf der kontinuierlichen Kontrolle durch einen in extrapyramidalen Erkrankungen erfahrenen Arzt. Die Behandlungserfolge bei Spätdyskinesen, bei Status migränosus, Torticollis spasmodicus und posthypoxischem Myoklonus müssen an größerem Patientengut überprüft werden.

Literatur

[1] Calabresi, P., N. Mercuri, P. Stanzione et al.: Intracellular studies on the dopamine-induced firing inhibition of neostriatal neurones in vitro: Evidence for D-1 receptor involvement. Neurosci. **20** (1987) 757–771.

[2] Calne, D. B.: Ergot Derivatives and Extrapyramidal Disease. In: D. B. Calne et al. (eds.): Lisuride and Other Dopamine Agonists, pp. 141–152. Raven Press, New York 1983.

[3] Cortes, R., M. Camps, B. Gueye et al.: Dopamine receptors in human brain: Autoradiographic distribution of D-1 and D-2 sites in Parkinson syndrome of different etiology. Brain Research (1988) (Submitted.)

[4] Coward, D., R. Markstein: Dopamine receptor subtypes: Their involvement in motor modulation. Neurobiology of Dopamine. Congress Proceedings, University Press, Leeds 1988. (In press.)

[5] Donald, R. J., R. Horowski: Lisuride in the Treatment of Parkinsonism. Eur. Neurol. **22** (1983) 240–255.

[6] Dorow, R., M. Breitkopf, K.-J. Gräf et al.: Neuroendocrine Effects of Lisuride and Its 9,10-Dihydrogenated Analog in Healthy Volunteers. In: D. B. Calne et al. (eds.): Lisuride and Other Dopamine Agonists, pp. 161–174. Raven Press, New York 1983.

[7] Horowski, R., H. Wachtel: Direct dopaminergic action of lisuride hydrogen maleate, an ergot derivate, in mice. Eur. J. Pharmacol. **36** (1976) 373–383.

[8] Horowski, R.: Dopaminagonisten bei M. Parkinson – Neue Entwicklungen und Probleme. Akt. Neurol. **11** (1984) 167–172.

[9] Hümpel, M., B. Nieuweboer, H. Wendt et al.: Radioimmunoassay of plasma lisuride in man following intravenous and oral administration of lisuride hydrogen maleate: effects on plasma prolactin level. Eur. J. Clin. Pharmacol. **20** (1981) 47–51.

[10] Kampfhammer, H.-P., E. Rüther: Dopaminagonisten in der Therapie des Parkinsonsyndroms. Nervenarzt **56** (1985) 69–81.

[11] Liebermann, A. N., M. Goldstein, G. Gopinathan et al.: Further Studies with Lisuride in Parkinson's Disease. Eur. Neurol. **22** (1983) 119–123.

[12] Quinn, N., C. D. Marsden, M. Schachter et al.: Intravenous Lisuride in Extrapyramidal Disorders. In: D. B. Calne et al. (eds.): Lisuride and Other Dopamine Agonists, pp. 383–393. Raven Press, New York 1983.

[13] Riederer, P., G. P. Reanolds, W. Danielczyk et al.: Desensitization of Striatal Spiperone-Binding Sites by Dopaminergic Agonists in Parkinson's Disease. In: D. B. Calne et al. (eds.): Lisuride and Other Dopamine Agonists, pp. 375–381. Raven Press, New York 1983.

[14] Trugman, J. M., G. F. Wooten: The effect of L-DOPA on regional cerebral glucose utilisation in rats with unilateral lesions of the substantia nigra. Brain Res. **379** (1986) 264–274.

Zusammenfassung der Diskussion

N. N.: Genügte bei schweren psychiatrischen Komplikationen in der Regel das Absetzen der parenteralen Therapie, oder war eine neuroleptische Therapie notwendig? Welches Mittel hat sich dabei am Besten bewährt?

Przuntek: Bei der subkutanen Applikation war zunächst eine Dosisreduktion erforderlich. Damit waren psychotische Zustände häufig bereits zu reduzieren. Wir haben früher Haldol®, Clonazepam und Clozapin verwandt, augenblicklich verwenden wir bevorzugt Atosil® und meinen, daß wir damit die besten Erfahrungen gemacht haben. Bei schwersten psychotischen Zuständen ist sicherlich auch Haloperidol indiziert.

Baas: Schwere psychotische Zustände waren nach Absetzen von Lisurid reversibel. Die Gabe von Clozapin führt bei einem Teil der Patienten mit psychotischen Zuständen, auch bei Gabe von Dopamin-Agonisten, zu einer Besserung, wobei das Problem damit aber nicht vollständig zu lösen ist.

Suchy: Bei den Patienten, die ich übersehe, genügte in den meisten Fällen die Reduktion oder das Absetzen von Lisurid, die psychotischen Nebenwirkungen schwanden im Lauf von wenigen Tagen, ohne daß weitere medikamentöse Maßnahmen erforderlich waren. Man muß jedoch daran denken, daß auch andere Medikamente – außer Lisurid – an der Entstehung der Psychose beteiligt sein können. Ich denke da vor allem anhand eines konkreten Falles an Anticholinergika, Benzodiazepine; im Prinzip können alle Antiparkinsonmedikamente ursächlich beteiligt sein. Das bedeutet dann, daß im Falle einer Polymedikation komplexere Maßnahmen im Falle des Auftretens von Psychosen notwendig werden, z. B. Absetzen von Anticholinergika, Vermeiden von Sedierung usw.

Przuntek: Mir scheint eine Beobachtung wichtig bei einer unserer Patientinnen, die sehr hohe Dopa-Dosen von weit über 1000 mg hatte, als sie zu uns kam. Diese Patientin nahm einmal die stationär gegebenen Dosen ein und ging dann in ihren On-Phasen nach Hause, um dort noch Nachschub zu holen. Bei dieser Patientin war es so, daß sie nach der Behandlung mit Lisurid auf sehr niedrige Dopa-Dosen, die unter 300 mg lagen, teilweise mit Psychosen reagierte. Erst ca. 3/4 Jahre nach Absetzen der Lisurid-Pumpe tolerierte die Patientin wieder höhere Dosen L-Dopa.

Weisner: Die intravenöse Applikation von Lisurid bei chronischen und schweren Akinesien und bei Akinesien im Rahmen des L-Dopa-Langzeitsyndroms würde ja bedeuten, daß man Lisurid permanent zuführen müßte, was aber intravenös nicht möglich ist. Liegen Erfahrungen mit der Umsetzung auf orale Medikation vor, wie war dann der Verlauf?

Baas: Der Schwerpunkt der Indikation liegt sicherlich bei den ersten beiden Gruppen mit schweren akinetischen Zuständen. Ob sich bei leichteren akinetischen Zuständen im Rahmen von Fluktuationen eine Indikation zur Dosiseinschleichung ergibt, möchte ich offen lassen. Prinzipiell ist eine Wirkung zu sehen. Die Patienten mit schweren akinetischen Zuständen wurden später auf orale Lisurid-Gabe umgesetzt. Akute schwere Akinesen treten im Rahmen von Sekundärerkrankungen, akuten Infekten, bei Exsikkose oder perioperativ auf, und es kommt im Rahmen der Besserung dieser Sekundärerkrankungen zu einer Besserung des Allgemeinzustands. Eine parenterale Applikation ist deshalb nur vorübergehend notwendig, wobei es schwierig ist zu differenzieren, inwieweit die klinische Besserung nicht auf internistische Begleittherapien zurückzuführen ist.

Fünfgeld: Haben Sie eine Korrelation der Verträglichkeit mit EEG-Veränderungen beobachtet? Wir haben bei unseren Patienten in hohem Maß EEG-Veränderungen, insbesondere im Computer-EEG, festgestellt.

Baas: Wir haben dies nicht systematisch untersucht.

Przuntek: Wir ebenfalls nicht.

Rinne: Es scheint mir sehr wichtig, den verwirrenden Begriff der akinetischen Krise in verschiedene Gruppen zu unterteilen und zu klassifizieren. Diese Symptome treten im Verlauf des Parkinson-Syndroms auf, während der sogenannten „Off-Periode“ und als „freezing episodes“ entweder während der „Off-Perioden“ oder wahllos. Beinhaltet der Begriff diese Phänomene, dieses wahllose Auftreten von „freezing episodes“?

Baas: Nein, gemeint sind nur akinetische Krisen bei Sekundärerkrankungen. Ich meine die akute Krise mit akuter Verschlechterung über mehrere Tage während einer Infektion, Operation oder anderen Krankheit.

Rinne: Es scheint mir sehr wichtig, in Studien diese Klassifikation abzugrenzen, um diese Verwirrung zu vermeiden.

Vogel: Ich möchte Herrn Przuntek noch um einen kurzen Kommentar zur Differentialdiagnose malignes Hyperthermiesyndrom gegenüber der febrilen Katatonie bitten.

Przuntek: Die Differentialdiagnose ist sicherlich nicht einfach, aber das maligne neuroleptische Syndrom weist eigentlich mehr als die febrile Katatonie ein Rigor-Akinese-Syndrom auf. Hinzu kommen Blutbildveränderungen, die beim malignen neuroleptischen Syndrom typischer sind als bei der febrilen Katatonie, bei der sie jedoch, ebenso wie CPK-Erhöhungen, durchaus vorkommen können. Wir lassen uns meist vom klinischen Bild leiten. Hinzu kommt, daß Patienten mit malignem neuroleptischen Syndrom in der Vorgeschichte häufig eine Hirnschädigung haben, seltener eine klassische Schizophrenie.

Fischer: Sie haben von der Therapie mit Lisurid bei intermittierend auftretenden psychotischen Zuständen berichtet. Psychosen sollten ja eigentlich Anlaß zu einer Reduktion von Lisurid sein. Welche Patienten mit intermittierenden Psychosen zeigten auf Lisurid eine Besserung?

Przuntek: Die Besserung tritt nicht durch Lisurid ein, sondern als Folge der gleichmäßigen subkutanen Applikation von Lisurid im Vergleich zur oralen Applikation. Wir können damit bei Patienten einen Spitzenwert vermeiden, wie er nach einmaliger Gabe auftritt. Wir haben Patienten mit Halluzinationen bei oraler Applikation. Diese Patienten sehen zum Beispiel Trauben von roten Ameisen und berichten, wie mit Nachlassen der Dopa-Wirkung diese Trauben zerfließen. Die gleichmäßige Applikation eines Dopaminergikums hat dann gegenüber der punktuellen Gabe einer Substanz Vorteile.

Fischer: Sie haben die intermittierend auftretenden Psychosen auf die Antiparkinson-Medikation bezogen, nicht auf Sekundärerkrankungen?

Przuntek: Ja.

Schneider: Trotz Dosisreduktion bei längerdauernder subkutaner Infusion erreichen Sie eine Besserung der klinischen Wirksamkeit. Ist das ein Spezifikum von Dopamin-Agonisten, oder ist dies auf die permanente Gabe zurückzuführen? Ähnliche Ergebnisse wurden ja kürzlich von mehrwöchiger L-Dopa-Infusion berichtet.

Przuntek: Dies ist wohl eher auf eine gleichmäßige Applikation dieser am Dopamin-Rezeptor und am dopaminergen Neuron angreifenden Substanz zurückzuführen. Wir haben auch nach längerer Zeit noch eine Besserung beobachtet und bei Lisurid feste Anhaltspunkte durch die subkutane Applikationsform.

Flügel: Von 33 Patienten mit akuter Akinese in der Gruppe A von Herrn Baas haben 9 Patienten Amantadin intravenös erhalten. Haben Patienten mit Amantadin-Behandlung in der Studie besser abgeschnitten?

Baas: Diese Therapie wurde vorher nicht gleichzeitig ausgeführt, ein direkter Vergleich der Daten ist insofern nur mit dem Ausgangswert möglich. Die Patienten wurden vor Lisurid-Gabe untersucht, die Amantadingabe war häufig vorangegangen. Daher war das Ergebnis der intravenösen Amantadin-Gabe der Ausgangswert. Mit Ausnahme von zwei Patienten wurde bei den 9 Patienten die intravenöse Amantadin-Gabe in der Regel nicht fortgesetzt.

Frieling: Bei uns zeigte sich kein systematischer Unterschied im therapeutischen Ansprechen zwischen Patientengruppen, die Amantadin intravenös bekommen hatten und bei denen keine intravenöse Amantadin-Gabe durchgeführt wurde.

Hankowitz: (Geht nochmals auf die Differentialdiagnose des malignen neuroleptischen Syndroms ein.) Im Zweifelsfall habe ich eine Elektrokrampftherapie durchgeführt, möglicherweise also auch bei malignem neuroleptischen Syndrom, und beobachtet, daß die Patienten danach fieberfrei wurden. Haben Sie damit Erfahrungen?

Przuntek: Nein. Wir haben einige Patienten aus der Psychiatrie mit Lisurid behandelt.

Rinne: Wann ist die Indikation zum Umsetzen einer oralen Lisurid-Gabe auf eine subkutane Applikation gegeben?

Przuntek: Bei Patienten, die mit oraler Therapie unzureichend eingestellt sind und bei denen es zu schweren Fluktuationen in der Beweglichkeit und einem Verlust der L-Dopa-Wirkung kommt.

Rinne: Sie versuchen zunächst also eine orale Therapie?

Przuntek: Ja, immer; und erst wenn diese Therapie ineffektiv ist, verwenden wir die Pumpe. Bei der oralen Therapie werden niedrigere Plasmaspiegel erreicht als bei subkutaner Applikation, die Nebenwirkungen sind trotzdem nicht unbedingt zahlreicher.

Suchy: Nebenwirkungen, insbesondere Übelkeit, treten bei subkutaner Applikation seltener auf als bei intravenöser Injektion. Das ist abhängig von der Anflutgeschwindigkeit. Die intravenöse Injektion erfolgt meist als Bolus, während bei der subkutanen Dauerinfusion die Dosis langsam einschleichend erhöht wird. Insgesamt ist die Häufigkeit von Nebenwirkungen, insbesondere von psychiatrischen Nebenwirkungen, unter oraler Therapie im Vergleich zu intravenöser oder subkutaner Dauerinfusion, schwer zu beurteilen. Dazu liegen noch zu wenige Daten vor.

Lowitzsch: Kann man durch intermittierende parenterale Therapie nicht wieder zum drug-holiday übergehen und damit die Gefahr eines neuroleptischen Syndroms verringern?

Przuntek: Studien aus der Gruppe von Herrn Fischer und eigene Untersuchungen zeigen, daß der Effekt eines drug-holiday kurzfristig ist. Nach einem halben Jahr, erst recht nach einem Jahr haben wir hinsichtlich der Medikamentendosis und des Effekts keinen Vorteil gegenüber der Zeit vor der Therapie gesehen. Der Aufwand für ein drug-holiday bei schwerkranken Parkinson-Patienten ist, mit intensivmedizinischer Bereitschaft, sehr hoch. Auch die Gefahr des Dopa-Entzugssyndroms ist, Herr Jerusalem hat darüber in Frankfurt berichtet, nicht ganz von der Hand zu weisen. Ich glaube, daß der Nutzen des drug-holidays sehr zu hinterfragen ist und meine, daß Lisurid ein guter Ersatz ist bei Patienten, bei denen Sie normalerweise ein drug-holiday durchführen würden.

Fischer: Eine wichtige Indikation für drug-holidays sind schwere Psychosen. Die Möglichkeit, einen drug-holiday durch Lisurid zu ersetzen, sehe ich noch nicht.

Metzel: Gibt es Erfahrungen mit Lisurid bei der Behandlung von Multisystemerkrankungen, beispielsweise bei Akinetikern, die eine Pyramidenbahnschädigung haben oder bei Alzheimer-Patienten, die neben pyramidalen Schädigungen ein akinetisches Syndrom haben? Hier ist ja die Therapie der Akinese mit den üblichen Mitteln problematisch oder unmöglich. Gibt es hier Erfahrungen insbesondere mit der parenteralen Lisurid-Gabe?

Suchy: Eine Lisurid-Behandlung bei Alzheimer-Patienten ist mir nicht bekannt, weder oral noch parenteral. Vereinzelt wurden Patienten mit Multisystemerkrankungen, bei denen das Parkinson-Syndrom im Vordergrund stand, parenteral behandelt. Niedrige Dosierungen führten zu einer Verbesserung der extrapyramidalmotorischen Symptomatik, können jedoch gerade bei Patienten mit einer orthostatischen Dysregulation im Sinne eines Shy-Drager-Syndroms zu einer Verstärkung der Symptomatik führen. Dieses Ergebnis läßt sich für alle Multisystemerkrankungen verallgemeinern: Einerseits tritt eine Verbesserung des extrapyramidalen Bildes ein, andererseits sind Auswirkungen auf andere Systeme nicht absehbar.

Baas: Im Hinblick auf die Möglichkeit exogener Psychosen möchte ich vor dieser Indikation warnen. Psychosen können insbesondere bei Alzheimer-Patienten plötzlich und häufig auftreten.

Przuntek: Bei zwei unserer Patienten mit zerebellärer Degeneration und Parkinson-Syndrom besserte sich unter subkutaner Therapie die Parkinson-Symptomatik erstaunlich. Die zerebelläre Symptomatik kam jedoch deutlicher zum Ausdruck.

Horowski: Akinetische Krisen könnte man, entsprechend der Pharmakokinetik, auch durch subkutane oder intramuskuläre Gabe behandeln. Wir haben uns jetzt auf die intravenöse Gabe konzentriert, um kontrollierte Bedingungen zu haben. Aber man muß einfachere Möglichkeiten testen. Für die breitere Anwendung der parenteralen Therapie sind Psychosen in der Anamnese sicherlich ein Ausschlußkriterium. Veränderungen im therapeutischen Ansprechen sind durch Toleranzentwicklung und andererseits durch zunehmende Sensibilität mit Auftreten von Dyskinesien oder Psychosen zu erklären, und man muß klären, ob man eine Therapie mit abwechselnd niedrigen und hohen Plasmaspiegeln hat oder eine Therapie mit kontinuierlichem Plasmaspiegel. Neben der Möglichkeit, daß Veränderungen am D-1 Rezeptor und am D-2 Rezeptor auftreten, halte ich es für denkbar, daß andere, synergistisch oder antagonistisch wirkende zerebrale Systeme sich in ihrer Empfindlichkeit verändern, und daß dies massive funktionelle Änderungen bewirken kann. Für diese Veränderungen finden wir derzeit in der Biochemie des Rezeptors eigentlich kein Korrelat.

Fischer: Meine Damen und Herren, Ihre Fragen haben gezeigt, daß auf diesem Symposium viele Sie interessierende Probleme angesprochen wurden. Vordergründig ist nach wie vor die Frage nach der optimalen Kombinationstherapie und damit der besten Einstellung unserer Parkinson-Patienten. Ich glaube, daß Ihnen der heutige Tag zahlreiche Informationen über die mögliche Stellung von Lisurid in der Parkinson-Therapie gegeben hat und danke Ihnen abschließend noch einmal für Ihre engagierte Teilnahme.

FSC
www.fsc.org
MIX
Papier | Fördert
gute Waldnutzung
FSC® C083411

Zeitfracht Medien GmbH
Ferdinand-Jühlke-Straße 7
99095 Erfurt, Deutschland
produktsicherheit@kolibri360.de